Julia Büttner-Kunert, Kristina Jonas,
Anna Rosenkranz, Angelika Thöne-Otto

Kognitive Kommunikationsstörungen –

wenn die Zusammenarbeit von Sprache und geistigen Fähigkeiten durch eine neurologische Erkrankung beeinträchtigt ist

RATGEBER

für Angehörige, Betroffene und Fachleute

Julia Büttner-Kunert, Kristina Jonas,
Anna Rosenkranz, Angelika Thöne-Otto

Kognitive Kommunikationsstörungen –

wenn die Zusammenarbeit von Sprache und geistigen Fähigkeiten durch eine neurologische Erkrankung beeinträchtigt ist

Schulz-Kirchner Verlag

Bibliografische Information der Deutschen Bibliothek

Die Deutsche Bibliothek verzeichnet diese Publikation in der Deutschen Nationalbibliografie; detaillierte bibliografische Daten sind im Internet über http://dnb.ddb.de abrufbar.

1. Auflage 2022
ISBN 978-3-8248-1300-1
eISBN 978-3-8248-9848-0

Mollweg 2, D-65510 Idstein
Vertretungsberechtigte Geschäftsführer:
Dr. Ullrich Schulz-Kirchner, Martina Schulz-Kirchner
Titelfoto: © Moon Safari – Adobe Stock
Grafiken: Hannah Maria Schillings
Lektorat: Doris Zimmermann
Umschlagentwurf und Layout: Petra Jeck, Susanne Koch
Druck und Bindung: Plump Druck & Medien, Rolandsecker Weg 33, 53619 Rheinbreitbach
Printed in Germany

Inhalt

Wie ist dieser Ratgeber aufgebaut?

Kommt es vor, dass Sie Ihrem Gesprächspartner etwas ausführlich erklären, er aber immer wieder nachfragen muss, um Sie zu verstehen?

Haben Sie Schwierigkeiten, einem Gespräch zu folgen, wenn – z. B. bei einem Fest – mehrere Leute parallel sprechen?

Kommt es vor, dass jemand eine Geschichte erzählt, und Sie verstehen nicht, warum plötzlich alle lachen?

Haben Sie das Gefühl, immer wieder den Faden zu verlieren, wenn Sie jemandem etwas erzählen möchten?

Wenn diese Schwierigkeiten nach einer Erkrankung oder Verletzung des Gehirns – z.B. nach einem Unfall oder einem Schlaganfall – aufgetreten sind und Ihr Zusammenleben mit anderen Menschen erschweren, dann ist dieser Ratgeber für Sie richtig!

Der Ratgeber beginnt mit einem Kapitel über die wichtigsten Bausteine menschlicher Kommunikation. Im Kapitel *Wie sprachliche und geistige Fähigkeiten in der Kommunikation zusammenarbeiten* des Ratgebers werden Sie mehr darüber erfahren, wie Menschen im Allgemeinen Informationen untereinander austauschen:

- Wir erläutern darin, was wir unter Kommunikation verstehen und welche sprachlichen, kognitiven (d.h. geistigen) und sozialen Voraussetzungen dabei eine Rolle spielen.
- Wir gehen darauf ein, wie Sprache zwischenmenschlich verwendet wird und wie Kommunikation gelingen kann.

Diese Grundlagen helfen zu verstehen, wie es nach einer Verletzung oder Erkrankung des Gehirns auch dann zu Störungen in der Kommunikation kommen kann, wenn die Sprache selbst nicht direkt betroffen ist.

Im Kapitel *Sprache und Kognition im Gehirn: Kommunikation in neuronalen Netzwerken* betrachten wir das Gehirn, also das Organ, das all diese Fähigkeiten steuert. Im Anschluss daran gehen wir im Kapitel *Bei welchen Krankheiten kann eine Kognitive Kommunikationsstörung vorkommen* auf Erkrankungen des Gehirns ein, die zu Kognitiven Kommunikationsstörungen führen können. Ein besonderer Schwerpunkt ist dabei das Schädel-Hirn-Trauma, das sehr häufig zu Schwierigkeiten in der zwischenmenschlichen Kommunikation führen kann.

Im Kapitel *Woran erkennt man eine Kognitive Kommunikationsstörung?* zeigen wir, an welchen Merkmalen man Beeinträchtigungen in der Sprache und in der Kognition, also den geistigen Fähigkeiten, erkennen kann. Im darauf folgenden Kapitel *Welche Verfahren werden für die Untersuchung einer Kognitiven Kommunikationsstörung eingesetzt?* beschreiben wir, was bei der sprachtherapeutischen und der neuropsychologischen Untersuchung geschieht.

Im Kapitel *Die Behandlung Kognitiver Kommunikationsstörungen: am besten durch Sprachtherapie und Neuropsychologie gemeinsam* gehen wir auf die Therapie von Kognitiven Kommunikationsstörungen ein. Was Sie als Betroffener selbst tun können, die wichtige Rolle der Angehörigen und Tipps für den Umgang mit Kommunikationsstörungen im Alltag thematisieren wir im Kapitel *Was können Sie als Betroffene und Angehörige tun?* Den Ratgeber ergänzt am Ende noch eine Auflistung von nützlichen Adressen und Infomaterial zum Nachlesen. Zu guter Letzt – last but not least – haben wir noch ein Glossar angehängt, ein Verzeichnis, das Ihnen manche der verwendeten Fachbegriffe näher bringen kann.

Unser Ratgeber richtet sich an Fachpersonen, aber zuallererst an Betroffene und Angehörige: Aus Gründen der Lesbarkeit und Verständlichkeit verwenden wir daher in diesem Buch hauptsächlich die männliche Form (generisches Maskulinum). Selbstverständlich sind damit immer alle Geschlechter gemeint.

Wie sprachliche und geistige Fähigkeiten in der Kommunikation zusammenarbeiten

Kommunikation – was ist erforderlich, damit sie gelingen kann?

In unserem Alltag spielt Sprache eine ganz besondere Rolle. Wir machen Small Talk (Kurzgespräche), vereinbaren Verabredungen oder erzählen vom letzten Urlaub, von der Klassenarbeit oder vom Mittagessen im Büro. Ob in der Freizeit, in der Schule oder im Beruf: Der Austausch von Informationen mit anderen Personen und die Verständigung untereinander, d. h. die zwischenmenschliche Kommunikation, sind von zentraler Bedeutung.

Infobox: Der Begriff Kommunikation stammt von dem lateinischen Wort communicatio ab, was so viel bedeutet wie Mitteilung, Unterredung.

Bis heute existiert keine allgemeingültige Definition von Kommunikation. Im weitesten Sinne wird unter Kommunikation der Austausch von Informationen zwischen Gesprächspartnern bezeichnet. Man unterscheidet zwischen verbaler Kommunikation, bei der Informationen mittels Sprache, d. h. durch die Verwendung von Wörtern und Sätzen vermittelt werden, und nonverbaler Kommunikation, bei welcher die Informationen über die Körpersprache (Gesten, Mimik), Bilder oder → **Symbole*** vermittelt werden. Kommunikation bleibt jedoch nicht auf verbale und nonverbale Anteile beschränkt. Auch durch unsere Stimme und unsere Sprechweise (Betonung, Satzmelodie) senden wir Informationen an unsere Gesprächspartner. An unserer Stimme lassen sich beispielsweise unsere Stimmung und Emotionen ablesen. Dies wird als paraverbale Kommunikation bezeichnet.

Infobox: Die *verbale Kommunikation* erfolgt sprachlich, also durch die Verwendung von Wörtern und Sätzen, während die *nonverbale Kommunikation* ohne Worte, z. B. über Gesten oder → **Symbole** erfolgen kann. Darüber hinaus versteht man unter der *paraverbalen Kommunikation* die Art und Weise, wie etwas vermittelt wird, beispielsweise über die Lautstärke und den Tonfall.

Ein einfaches Modell beschreibt Kommunikation folgendermaßen:
Ein *Sender* äußert eine Nachricht, die von dem *Empfänger* aufgenommen wird (vgl. Abb. 1).

* Alle mit einem → gekennzeichneten Begriffe finden SIe im Glossar erklärt.

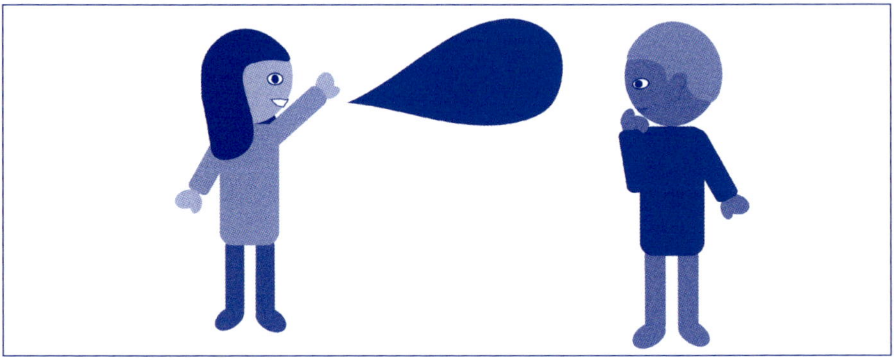

Abb. 1: Sender und Empfänger

Das grundsätzliche Ziel der Gesprächsteilnehmer ist, eine erfolgreiche Kommunikation zu gewährleisten und die Verständigung möglichst ohne Missverständnisse sicherzustellen. Dennoch treten in unserem Alltag nicht selten Missverständnisse auf und können zu Problemen oder zwischenmenschlichen Konflikten führen.

Um zu verstehen, wie Kommunikation gelingen kann, muss man sich die folgenden Rahmenbedingungen bewusst machen: Kommunikation findet nie allein für sich statt, sondern ist immer mit einer bestimmten Situation verbunden, wie beispielsweise Abbildung 2 zeigt.

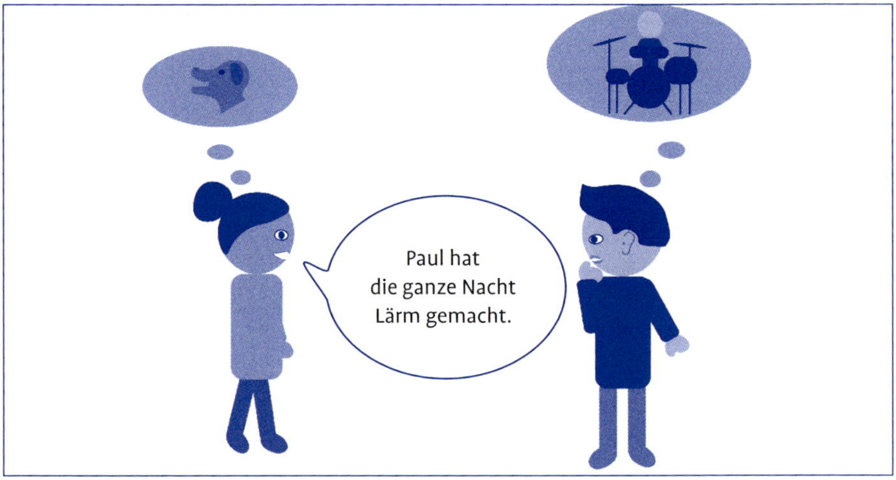

Abb. 2: Die Kommunikationssituation

Sender und Empfänger äußern bzw. verstehen die gesendeten Informationen im Zusammenhang mit dem Hintergrund dieser Situation.

- Was weiß ich von meinem Gesprächspartner?
- Welches Wissen kann ich bei ihm voraussetzen?
- Kennt er die Personen, über die ich gerade spreche?
- Muss ich zusätzliche Informationen vermitteln, damit mein Gesprächspartner mich versteht?

Konkret kann das z. B. heißen: Weiß mein Gesprächspartner, dass mein Hund Paul heißt, oder muss ich das erklären, wenn ich von Paul erzähle? Fehlt meinem Gesprächspartner dieses Wissen, denkt er z. B., ich würde von meinem Sohn, Ehemann oder Bruder sprechen, und es kommt zu Missverständnissen.

Sender und Empfänger brauchen also eine gemeinsame Wissensbasis bzw. müssen sicherstellen, dass der Gesprächspartner im Gespräch die Information erhält, die er oder sie für das Verstehen benötigt. Um Verständigung zu sichern und Missverständnisse zu vermeiden, müssen Sender und Empfänger gesendete Informationen erkennen, verstehen und auch berücksichtigen können. Dies passiert verbal (Wort, Schrift), nonverbal (Körperhaltung, Mimik) und paraverbal (hörbare Signale wie z. B. durch die Stimmführung).
Dafür sind ganz bestimmte Fähigkeiten erforderlich, die von Sender und Empfänger in die Kommunikation eingebracht werden müssen. Neben sprachlichen Fähigkeiten (z. B. Vokabular, Grammatik etc.) sind auch geistige, d. h. kognitive Voraussetzungen (z. B. Gedächtnis, Aufmerksamkeit etc.) erforderlich, um Informationen erfolgreich austauschen zu können.

Erfolgreiche Kommunikation beruht demnach auf einem Zusammenspiel von sprachlichen und kognitiven Fähigkeiten. Dieser Prozess kann auf vielfältige Art und Weise beeinträchtigt sein und zu Problemen in der Kommunikation führen. Kommunikative Fähigkeiten sind sehr wichtige Bestandteile der gesellschaftlichen Teilhabe. Zur gesellschaftlichen Teilhabe gehören die Möglichkeiten der Beteiligung und Mitwirkung am gesellschaftlichen Leben, also das uneingeschränkte Dazugehören zur Gruppe. Kommunikative Fähigkeiten stehen auch in engem Zusammenhang mit dem Gelingen sozialer Beziehungen, wie z. B. Freundschaften, Liebesbeziehungen oder im Umgang mit Kollegen und betreffen deshalb auch das Zusammenleben in Schule, Ausbildung und Beruf. Nicht nur deshalb ist es wichtig, sich eingehend mit Beeinträchtigungen der Kommunikation zu befassen.
Im Folgenden werden die sprachlichen und kognitiven Voraussetzungen von Kommunikation näher betrachtet.

Sprachliche Voraussetzungen

Unsere Sprache ist unmittelbar mit der Verwendung von Wörtern verknüpft. In unserer alltäglichen Kommunikation verwenden wir Tausende von Wörtern am Tag und sprechen bis zu drei Wörter pro Sekunde. Durchschnittlich kennen wir bis zu 50.000 Wörter (Wortschatz). Das Wissen über diese Wörter, wie z. B. Bedeutung und Verwendung, befindet sich in unserem Wortgedächtnis, dem → **mentalen Lexikon**. Um schnell aus dieser enormen Anzahl von Wörtern das passende Wort auswählen zu können, muss unser mentales Lexikon gut organisiert sein. Zu jedem Wort haben wir eine → **Wortbedeutung** und eine → **Wortform** abgespeichert (siehe Abb. 3). So wissen wir, dass eine Schnecke ein langsam kriechendes Tier mit Fühlern ist (Wortbedeutung), und wir wissen, wie das Wort SCHNECKE ausgesprochen bzw. geschrieben wird (Wortform).

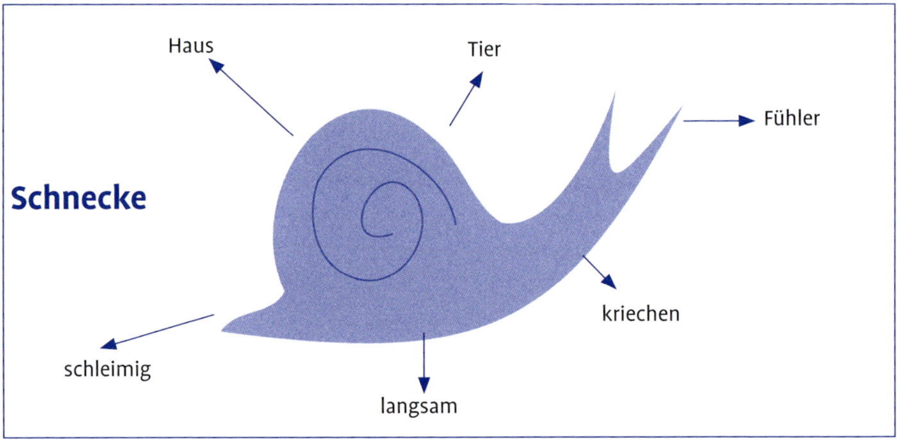

Abb. 3: Jedes Wort hat eine → Wortbedeutung und → Wortform

Manchmal haben wir die Bedeutung eines Wortes im Kopf, können aber die passende → **Wortform** gerade nicht finden – das Wort liegt einem dann geradezu auf der Zunge. Auch kann es zu Versprechern kommen, die sich entweder auf die → **Wortbedeutung** (Sie ist meine Frau, äh Schwester) oder auf die Wortform (die Tatze, äh Katze) beziehen.

Manche Wörter sind uns geläufiger (Katze, Hose) als andere (Lurch, Weste). Dies liegt an den verschiedenen Eigenschaften der Wörter. Beispielsweise kommen einige Wörter im Alltag häufiger vor oder ihre → **Wortform** ist leichter (Maus vs. Salamander) abrufbar.

Im Alltag verwenden wir viele Wörter, die mehr als eine Bedeutung haben, wie z. B. das „Auge“. Dabei handelt es sich z. B. zum einen um das Organ, mit dem wir sehen können, zum anderen um das Zentrum in einem Wirbelsturm, aber auch um die Punkte auf einem Würfel. Diese mehrdeutigen Wörter spielen in der Alltagssprache eine große Rolle und bilden die Grundlage für den sogenannten übertragenen, d. h. nicht wörtlichen Sprachgebrauch. Dieser übertragene Sprachgebrauch kommt in Redewendungen oder bei ironischen Äußerungen vor. So sagt man beispielsweise „ich werfe mein Auge auf etwas“ oder „ich habe Tomaten auf den Augen“.

Unser → **mentales Lexikon** umfasst verschiedene Wortarten wie **Nomen** (Hund), **Verben** (schlafen), **Adjektive** (klein) und sogenannte → **Funktionswörter** (der, auf, aber). Je nachdem, um welche Wortart es sich handelt und wie das Wort in einem Satz verwendet werden soll, müssen die Wörter unterschiedlich gebildet werden („Das kleine Hündchen schläft“ oder „Die Hunde schlafen“). Durch die Kombination von Wörtern entstehen Sätze, mit denen wir unsere Gedanken zum Ausdruck bringen können. Wenn wir Sätze bilden, achten wir zum einen darauf, dass diese grammatikalisch korrekt sind. Zum anderen sollte der Inhalt angemessen ausgewählt werden. Ob ein bestimmter Satz angemessen ist oder nicht, hängt vom jeweiligen Zusammenhang ab. So kann der Satz „Kommt aus dem Quark“ unter Freunden sozial angemessen sein, während er in einer Geschäftsbesprechung vollkommen unangemessen sein kann.

Damit Kommunikation gelingen kann, brauchen wir auch das Wissen, wie Sprache zwischenmenschlich verwendet wird. Diese Funktion von Sprache wird als → **Pragmatik** bezeichnet. Zu den → **pragmatischen Fähigkeiten** gehört eine Vielzahl von unterschiedlichen Kompetenzen. Um zu verstehen, wie sich eine Hirnschädigung auf die zwischenmenschliche Verwendung von Sprache auswirkt, ist das Verständnis von grundlegenden Bausteinen der Gesprächsführung (→ **Dialogfähigkeit**) notwendig. Dazu muss man sich zunächst bewusst sein, dass Gespräche durch Abläufe strukturiert sind, wie z. B. die Übernahme der Rollen von Sender und Empfänger. Zu den Merkmalen eines Gesprächs gehören auch Rituale, wie z. B. das Gespräch durch Begrüßung oder Blickkontakt zu beginnen und es durch entsprechende Signale zu beenden (z. B. Blick auf die Uhr: „Das können wir ja beim nächsten Mal besprechen“).

Den Kern eines Gesprächs bildet die Phase, in der ein gemeinsames Thema besprochen wird. Hierzu zählt die Fähigkeit, seine Gesprächsbeiträge so zu gestalten, dass der Gesprächspartner die Äußerungen möglichst gut verstehen kann. Dies erreicht man, indem man die Inhalte so auswählt, dass sie zum Thema des Gesprächs passen.

Gespräche werden besser verstanden, wenn die Inhalte klar genannt sind. Enthält ein Gespräch viele Anspielungen oder ironische Inhalte, dann ist es für den Zuhörer umso schwieriger, den Inhalten zu folgen. Gesprächsinhalte, bei denen viel „zwischen den Zeilen" interpretiert werden muss, sind deutlich anstrengender als solche, bei denen eindeutig das genannt wird, was auch gemeint ist. Auf der anderen Seite wirken Äußerungen schnell unnatürlich und schwerfällig, wenn zu viele Details verwendet werden. Dies kann man gut am folgenden Beispiel sehen.

Beispiel

Zwei verschiedene Varianten eines Gesprächs

Heute fuhr ich mit dem Zug zur Arbeit. Der Zug kam an Gleis 8 an. Die Türen haben sich geöffnet. Die Fahrgäste sind eingestiegen. Der Schaffner hat eine Durchsage gemacht. Der Schaffner hat die Fahrkarten kontrolliert. Der Zug musste auf einen Anschlusszug warten. Der Zug kam um 08.48 in Düsseldorf an. Der Zug kommt sonst um 08.25 an. Ich bin zur Arbeit gegangen. Dort kam ich um 09.10 an. Meine Chefin hat gesagt, warum kommst du erst jetzt? Ich bin dann an meinen Arbeitsplatz gegangen.

Eine kürzere Variante ist viel verständlicher, denn sie enthält die Hauptaussage des Geschehens:

„Heute hatte der Zug Verspätung und ich kam zu spät zur Arbeit. Meine Chefin hat mich deswegen ermahnt."

Gespräche gelingen dann besonders gut, wenn man die Perspektive des Gegenübers verstehen und über ein gemeinsames Thema sprechen kann.

Die Entwicklung eines Themas geschieht für gewöhnlich im Gespräch über → **Dialoge**. Ein Sprecher beginnt und der andere führt das Thema fort. Damit dies möglichst flüssig gelingen kann, ist es wichtig, den Rhythmus des → **Sprecherwechsels** (siehe Abb. 4) zu beherrschen. Also im Gespräch zu bemerken, wann der Redebeitrag des anderen zu Ende geht oder wann ein passender Zeitpunkt ist, den anderen zu unterbrechen. Solche Signale können sehr fein sein, beispielsweise, dass der Gesprächspartner die Stimme senkt. Durch → **Floskeln** und Äußerungen am Ende eines Satzes, wie z. B. „oder?" „nicht wahr?" oder auch „was meinst du dazu?", können sie deutlicher wahrgenommen werden.

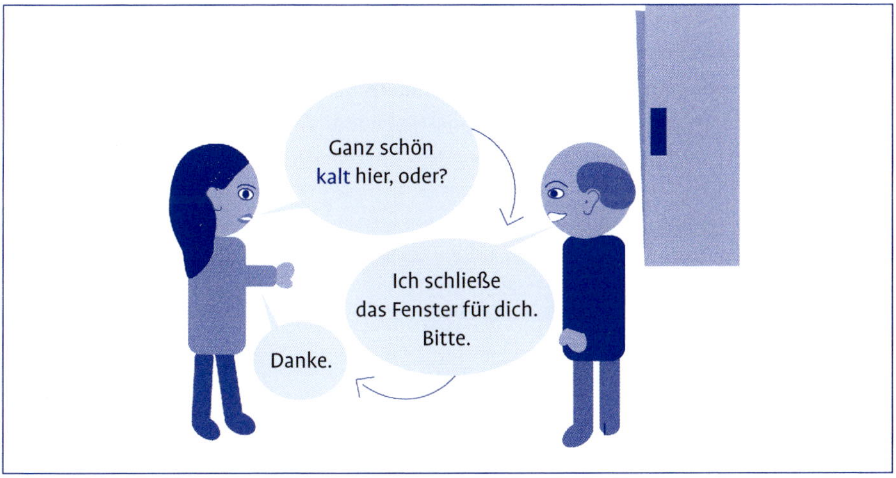
Ganz schön
kalt hier, oder?
Ich schließe
das Fenster für dich.
Bitte.
Danke.

Abb. 4: Ein Beispiel für den → Sprecherwechsel im → Dialog

Das Strukturieren von Themen und Äußerungen ist auch beim Verstehen wichtig. Beim Lesen von Texten unterschiedlicher Art und Länge (z. B. Zeitungsartikel, Romane, SMS) können wir den Inhalt am besten verstehen, wenn wir den *roten Faden*, die Kerninformation, erkennen können. Dazu ist es notwendig, die Hauptaussagen von den Details zu trennen. Auch das Erkennen, was „zwischen den Zeilen" genannt wird, trägt zum Verstehen bei. Hier unterstützt das Wissen über den Aufbau von unterschiedlichen Texten das Verständnis. Bei einem Zeitungsbericht über ein Hochwasser erwarten wir einen anderen Stil und auch eine andere Struktur als bei einem fantastischen Roman.

Kognitive Voraussetzungen

Damit Kommunikation gelingen kann, müssen Sender und Empfänger ein Mindestmaß an *Aufmerksamkeit* und *Konzentrationsfähigkeit* besitzen. Gelingt es uns nicht, die Aufmerksamkeit auf den Gesprächspartner auszurichten, können Teile dessen, was er oder sie erzählt, gar nicht aufgenommen werden. Auch muss das Tempo der → **Informationsverarbeitung** schnell genug sein, um die Informationen, die auf uns einströmen, erfassen zu können. Schließlich müssen wir beim Sprechen in der Lage sein, uns auf einen Gedankengang zu konzentrieren. Gedanken, die uns gleichzeitig einfallen, müssen wir entweder beiseiteschieben oder im Hinterkopf behalten, wenn wir sie anschließend im Gespräch einbringen wollen. Dies zeigt schon, dass Kommunikation hohe Anforderungen an Aufmerksamkeit und Konzentration stellen kann.

Infobox: Der Begriff „Kognition“ ist ein Sammelbegriff für alle geistigen Leistungen. Dazu gehören im engeren Sinne Fähigkeiten wie Konzentration, Gedächtnis oder Denken und Problemlösen. Darüber hinaus bezeichnet die sogenannte „soziale Kognition“ alle geistigen Fähigkeiten, die für den sozialen Austausch besonders wichtig sind.

Auch das Gedächtnis spielt für die Kommunikation eine wichtige Rolle. Wir müssen in der Lage sein, einen Gedanken so lange zu behalten, bis wir ihn formuliert und ausgesprochen haben. Gerade, wenn man längere oder → **verschachtelte Sätze** formuliert, kann dies eine hohe Anforderung sein. Nicht immer gelingt es, den angefangenen Satz korrekt zu Ende zu führen. Diese Fähigkeit, Informationen kurzfristig im Gedächtnis zu behalten und damit zu „arbeiten“, wird → **Arbeitsgedächtnis** *oder* → **Arbeitsspeicher** genannt. Das **Arbeitsgedächtnis** brauchen wir, um einem Gespräch folgen zu können und am Ende des Gespräches noch zu wissen, worüber gesprochen wurde. Neben dieser kurzfristigen Behaltensleistung spielt die langfristige Behaltensleistung ebenfalls eine wichtige Rolle. Sie nennen wir → **Langzeitgedächtnis**. Spricht mich mein Partner auf eine Begebenheit an, die Tage zuvor vorgefallen ist, verstehe ich ihn nur, wenn ich mich an diese Begebenheit erinnern kann. Unser ganzer Wortschatz beruht auf dem Wissen, das wir im Laufe unseres Lebens gesammelt haben und das in unserem Langzeitgedächtnis gespeichert ist. Das Gedächtnis ist also besonders wichtig, um gelesene oder gehörte Informationen verstehen zu können.

Schließlich brauchen wir die Fähigkeit, Handlungen zu planen und zu kontrollieren. Diese Fähigkeiten bezeichnet man als zentrale Steuerungsfunktionen oder → **Exekutivfunktionen**, weil sie uns erlauben, Handlungen zu steuern, also flexibel auszuwählen, zu überwachen und bei Bedarf zu korrigieren. In unserem Alltag laufen viele Handlungen unbewusst und nach bestimmten Routinen ab. Wenn man einen Bekannten oder eine Bekannte auf der Straße trifft, nimmt man Blickkontakt auf und grüßt, während man dies z. B. kaum mit einer fremden Person tun wird, mit der man an der Ampel wartet. Immer dann, wenn etwas Unerwartetes oder Neues auftritt, wenn verschiedene Bedürfnisse in Einklang gebracht werden oder auch wenn viele Informationen gleichzeitig verarbeitet werden müssen, reichen unsere Routinen nicht aus. Dann ist es wichtig, Handlungen gezielt auszuwählen, zu planen und zu überwachen, ob ich mit der Ausführung der Handlungen mein Ziel erreiche.

Bei Bedarf müssen Entscheidungen und Handlungen zu jeder Zeit angepasst werden. In der Kommunikation kann das z. B. darin bestehen, dass wir auf eine Frage, die uns gestellt wurde, die Informationen aus dem Gedächtnis auswählen, die für die Frage wichtig sind, und sie in passender Weise und Ausführlichkeit vermitteln. Holen wir dabei zu weitschweifend aus und erzählen eine lange Geschichte, bis wir endlich zum eigentlichen Thema der Frage kommen, haben wir die Aufmerksamkeit des Zuhörers inzwischen möglicherweise verloren.

Umgekehrt kann es für den Fragenden schwierig sein, wenn wir nur sehr kurz in einem Satz auf die Frage antworten. Auch dann kann es für den Fragenden nicht möglich sein, die Aussagen richtig zu verstehen, einzuordnen und es kann zu Missverständnissen kommen.

In der Kommunikation ist es daher ständig notwendig, Informationen auszuwählen, zu gewichten und sowohl mit Blick auf die Zuhörenden als auch mit Blick auf das Ziel der Botschaft anzupassen.

Soziale Rahmenbedingungen

Neben kognitiven Fähigkeiten sind auch eine Reihe sozialer Fähigkeiten für das Gelingen von Kommunikation notwendig. Sprechen wir mit einer anderen Person, ist es erforderlich, uns auf diese Person einzustellen. So müssen wir z. B. überlegen, was die Person bereits über das Thema weiß – sprechen wir mit einem Fachmann oder eher mit einer Person, für die das Thema völlig neu ist. Davon hängt dann auch ab, ob wir Fachbegriffe verwenden können oder eher allgemein verständliche Wörter benutzen müssen, damit der Gesprächspartner uns richtig verstehen kann. Dazu muss man sich gedanklich in die andere Person hineinversetzen, wir sprechen auch von der Fähigkeit zur → **Perspektivübernahme**.

Die Fähigkeiten, die Gedanken und möglichen Handlungsschritte des anderen vorhersehen zu können, stellen eine wichtige Voraussetzung für unser soziales Miteinander dar. Sie erlauben uns, zumindest in Ansätzen vorherzusehen, was der andere denkt oder wie er reagieren wird, wenn wir ihm etwas erzählen. Das gibt uns die Möglichkeit, unsere Handlungen oder das, was wir sagen, so zu formulieren, dass wir damit unsere Ziele erreichen. Fehlt die Fähigkeit, vorherzusehen, wie unsere Aussagen oder Handlungen auf andere wirken, kann es hingegen schnell dazu kommen, andere zu verletzen oder unhöflich zu wirken. Häufig führt dies dazu, dass andere sich zurückziehen und ärgerlich oder gereizt reagieren.

Neben der Fähigkeit zur → **Perspektivübernahme**, die eher gedanklich erfolgt, brauchen wir die Fähigkeit, mit einer anderen Person mitzu*fühlen*. Wir sprechen hier auch von *Empathie*. Schauen wir jemandem zu, wie er z. B. über heiße Steine läuft, können wir das Brennen unter den Füßen förmlich selbst spüren. Während wir zuschauen, reagieren tatsächlich in unserem Gehirn die Nervenzellen, die auch aktiv wären, wenn wir selbst die heißen Steine berühren würden.

Für die Kommunikation ist es besonders wichtig, die Gefühle der anderen Person einschätzen zu können, wie bei den im Folgenden abgebildeten Gesichtern. Dazu gehört z. B., an ihrer Mimik, ihrer Stimme, ihren Bewegungen und ihren Reaktionen zu erkennen, wie es ihr gerade geht: Ist sie traurig, genervt, in Eile oder freudig überrascht? Diese sozialen Signale sind häufig sehr fein, nicht jeder verrät gleich, wie es ihm geht. Sie lesen zu können, ist aber eine sehr wichtige Voraussetzung dafür, dass Kommunikation gelingt.

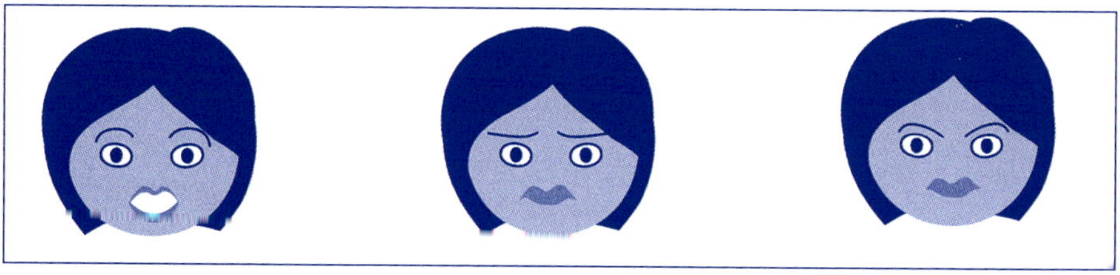

Abb. 5: Bereits feine Änderungen in der Augen- oder Mundstellung führen zu einem gänzlich anderen Gefühlsausdruck

Kommunikation findet immer in einem sozialen Rahmen statt und dort gelten bestimmte → **soziale Regeln**. Diese können sehr unterschiedlich sein. So können Sie sich vorstellen, dass in der britischen Königsfamilie andere soziale Regeln gelten als in Ihrer eigenen Familie, in Europa gelten andere soziale Regeln als in Afrika oder Asien, in einer Bank andere Regeln als in einer Kantine oder einem Familienbetrieb.

Diese Regeln kann man meist nirgendwo nachlesen. Wenn man sich beispielsweise in eine fremde Kultur begibt, passiert es schnell, dass man gegen Regeln verstößt, ohne dies zu beabsichtigen oder gar zu merken. Mit der Fähigkeit, die Reaktionen der anderen zu lesen (Empathie) und sich in ihre Situation hineinzuversetzen (Fähigkeit zur → **Perspektivübernahme**), wird man dennoch schnell merken, dass der Verstoß gegen die jeweiligen Regeln Konsequenzen hat.

Es ist wichtig, soziale Regeln zu kennen und die Fähigkeit zu besitzen, diese einzuhalten. Nur wenn ich die Regeln kenne und in der Lage bin, die Reaktionen anderer richtig zu lesen und zu verstehen, kann ich frei entscheiden, ob ich mich danach richten möchte oder nicht.

| Sprache und Kognition im Gehirn: Kommunikation in neuronalen Netzwerken

Unser Gehirn verarbeitet und steuert sämtliche Informationen, die es aus dem eigenen Körper oder aus der Umwelt erhält. Es besteht aus vielen Milliarden Nervenzellen (Neuronen), die untereinander verbunden sind. Das Gehirn kann in verschiedene Bereiche unterteilt werden. Bedeutsam für Kommunikation und Sprache ist das Großhirn. Das Großhirn wird in vier weitere Bereiche unterteilt (siehe Abb. 6) und trennt sich in zwei Gehirnhälften (Hemisphären).

Die verschiedenen Bereiche des Großhirns werden mit bestimmten Funktionen in Verbindung gebracht:

- die Bewegung (Motorik) der Beine beim Laufen oder das Sprechen sowie die Steuerung unserer Handlungen mit dem Stirnlappen (Frontallappen).
- die Aufnahme von Sinnesempfindungen, wie dem Schmecken oder Tasten, sowie Aufmerksamkeitsprozesse mit dem Scheitellappen (Parietallappen).
- das Hören und das Verstehen von Sprache mit dem Schläfenlappen (Temporallappen),
- das Sehen mit dem Hinterhauptslappen (Okzipitallappen).

Die verschiedenen Unterteilungen in Abbildung 6 dienen vor allem der besseren Anschauung des Gehirns. Denn die enorme Leistung, all diese verschiedenen Funktionen zu meistern, gelingt vor allem durch die Zusammenarbeit mehrerer Bereiche in sogenannten → **neuronalen Netzwerken**. Für die sprachlichen und kognitiven Fähigkeiten, die in der Kommunikation zusammenarbeiten, sind verschiedene Bereiche des Gehirns zuständig. So sind Nervenzellen im Stirnlappen, im Scheitellappen und im Schläfenlappen untereinander vielfältig verknüpft und bilden – für die Kommunikation wichtige – neuronale Netzwerke.

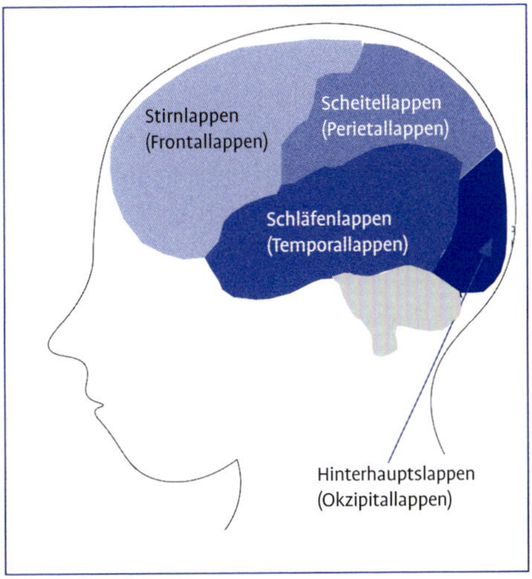

Abb. 6: Bereiche des Gehirns

Bei welchen Krankheiten kann eine Kognitive Kommunikationsstörung vorkommen?

Verschiedene Erkrankungen können dazu führen, dass Nervenzellen im Gehirn absterben oder nicht mehr richtig arbeiten können. In der Folge kann dies Auswirkungen auf die → **neuronalen Netzwerke** haben. Dadurch kann es zu Beeinträchtigungen wichtiger sprachlicher und kognitiver Fähigkeiten kommen, die schließlich zu einer Kognitiven Kommunikationsstörung führen.

Mögliche Erkrankungen sind:

- Kopfverletzungen (Schädel-Hirn-Traumata, z. B. durch Stürze, Unfälle oder sportbedingte häufige Gehirnerschütterungen)
- zerebrovaskuläre Erkrankungen (z. B. Schlaganfälle oder Hirnblutungen)
- Hirntumore (gutartige oder bösartige Geschwülste im Gehirn, Hirnmetastasen)
- degenerative Erkrankungen des Gehirns (z. B. Parkinson-Syndrome, diverse Demenztypen, Amyotrophe Lateralsklerose, Choreatische Syndrome)
- entzündliche Erkrankungen (z. B. Multiple Sklerose, Gehirnentzündungen, wie z. B. die Herpes-Simplex-Enzephalitis)
- psychiatrische Erkrankungen (z. B. Schizophrenie oder Depression)

Die häufigste Ursache für eine Kognitive Kommunikationsstörung ist ein Schädel-Hirn-Trauma. Es wird angenommen, dass bis zu 70 % der Betroffenen mit einem Schädel-Hirn-Trauma eine Kognitive Kommunikationsstörung entwickeln.

EXKURS: Kognitive Kommunikationsstörungen kommen bei einem Schädel-Hirn-Trauma häufig vor

Das Schädel-Hirn-Trauma ist eine der häufigsten neurologischen Ursachen, die vor allem bei Kindern und im jüngeren Erwachsenenalter zu Kognitiven Kommunikationsstörungen führen können. In Deutschland wird von etwa 200–300 Fällen pro 100.000 Einwohner jährlich ausgegangen. Weltweit liegt die Schätzung bei jährlich 69 Millionen Betroffenen.

Ein Schädel-Hirn-Trauma kann die Folge von Stürzen, Schlägen oder Unfällen, wie Arbeits- oder Verkehrsunfällen, sein. Bei einem Schädel-Hirn-Trauma kommt es häufig an verschiedenen Stellen im Gehirn zu Verletzungen, wenn die feinen Faserverbindungen zwischen den Nervenzellen durch eine hohe Beschleunigung reißen. Daher kommt es häufig vor, dass Betroffene in mehreren Hirnfunktionen wie Kognition, Sprache oder Motorik eingeschränkt sind.

Oftmals sind die vorderen Bereiche des Gehirns (Stirnlappen) betroffen. Diese Bereiche sind wichtig für die Fähigkeit zur Handlungsplanung, Umstellfähigkeit, aber auch zum Lösen von Alltagsproblemen. Es können auch die sozialen Fähigkeiten in Mitleidenschaft gezogen werden und den Betroffenen fällt das Erkennen und Ausdrücken von Emotionen und Absichten schwer. Es können Veränderungen in der Persönlichkeit und im Verhalten auftreten, wenn z. B. Bereiche des Gehirns geschädigt sind, die für die → **Impulskontrolle** wichtig sind. Diese Probleme im Sozialverhalten können dazu führen, dass sich die Betroffenen von der gesellschaftlichen Teilhabe zurückziehen. Besonders fatal ist es, wenn auch kommunikative Fähigkeiten beeinträchtigt sind und Missverständnisse im Alltag entstehen. Ein wichtiges Ziel der Rehabilitation ist es daher, dem sozialen Rückzug entgegenzuwirken und den Betroffenen zu ermöglichen, wieder am sozialen Leben teilzunehmen. Die → **psychosozialen Auswirkungen** eines Schädel-Hirn-Traumas beeinträchtigen auch die Angehörigen und das Umfeld der Betroffenen, da es zu Konfliktsituationen und Einschränkungen in der persönlichen Lebensführung kommen kann.

Woran erkennt man eine Kognitive Kommunikationsstörung?

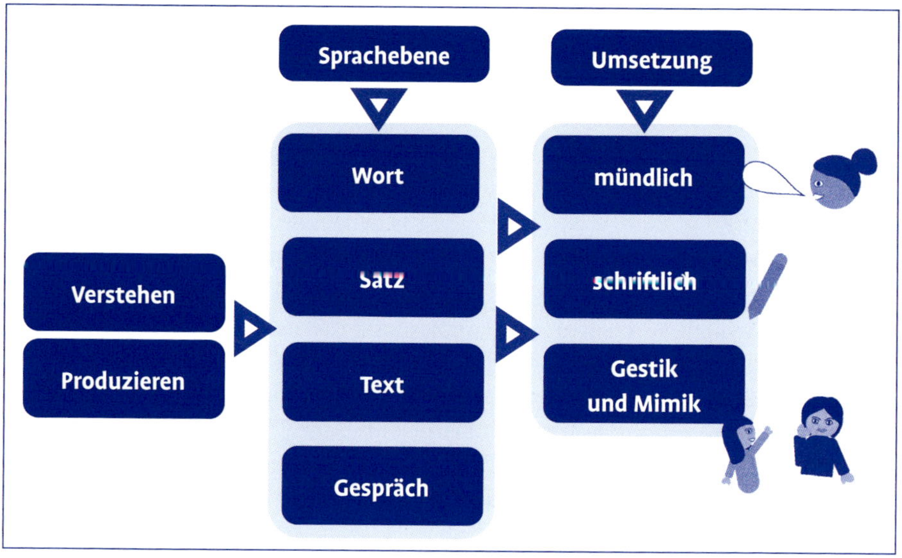

Abb. 7: Einfaches Modell zur Kommunikation

Schwierigkeiten mit der Bedeutung von Wörtern und Sätzen

Menschen mit Kognitiven Kommunikationsstörungen sprechen in der Regel flüssig und grammatikalisch korrekt. Dennoch kann es in einigen Fällen zu Schwierigkeiten mit der Bedeutung von Wörtern und Sätzen kommen. Die Betroffenen haben Probleme, die passende Bedeutung oder Wortform eines Wortes zu finden (Wortfindungsstörungen). Häufig zeigen sich die Wortfindungsstörungen in Situationen, in denen ein gewisser Zeitdruck herrscht oder die besonders stressig sind. Beispielsweise, wenn die Person etwas möglichst schnell äußern will. In der alltäglichen Kommunikation führen Wortfindungsstörungen zu einem stockenden Gesprächsfluss oder zu Satzabbrüchen. Außerdem kann es vorkommen, dass die Betroffenen sich durch ihre Wortwahl unklar oder nicht angemessen ausdrücken. Dies kann im Alltag zu Missverständnissen oder Verärgerung führen.

Im Alltag verwenden wir viele mehrdeutige Wörter (z. B. „Hering“ für einen Fisch oder Nagel für das Zelt). Erst im Zusammenhang mit der Situation wird deutlich, welche Bedeutung des Wortes gemeint ist („Der Hering schmeckte köstlich.“). Je später die Mehrdeutigkeit eines Wortes im Satz aufgelöst wird, desto schwieriger kann es werden, dem Gesagten zu folgen („Dem Mann fehlte der Hering, sodass es äußerst schwierig für ihn war, sein neues Zelt aufzubauen.“).

Auch Sätze können mehrdeutig sein, wie das folgende Beispiel eindrücklich zeigt: „Das Mädchen sieht den Mann mit dem Fernglas“. Es ist ohne die Situation nicht klar, ob das Mädchen oder der Mann das Fernglas hat. In der geschriebenen Sprache wird die Mehrdeutigkeit häufig durch die Verwendung von Satzzeichen wie Punkt, Komma oder Fragezeichen aufgelöst. Diese Hilfe fehlt jedoch in der gesprochenen Sprache, sodass es bei mehrdeutigen Sätzen vor allem auf die Art und Weise, wie wir etwas sagen, also auf die paraverbale Kommunikation, ankommt.

Darüber hinaus können auch Redewendungen den Betroffenen mit Kognitiven Kommunikationsstörungen Probleme bereiten. Übertragene Bedeutungen in Redewendungen (z. B. „ein lachendes und ein weinendes Auge“) oder auch ironische Äußerungen werden von Menschen mit Kognitiven Kommunikationsstörungen wortwörtlich verstanden.

Schwierigkeiten, Gespräche zu führen und auf den Gesprächspartner einzugehen

Beispiel

Schwierigkeiten bei Allltagsgesprächen

Herr S. hatte ein Schädel-Hirn-Trauma als Folge eines Arbeitsunfalls. Er ist von einer 6 Meter hohen Leiter gefallen. Er beschreibt in einer Therapiestunde seinen Weg zur Arbeit und kommt hierbei vom Thema ab. Er gibt auf einmal eine sehr detaillierte Beschreibung der Renovierung seiner Küche wieder und macht auch Angaben, die für die Zuhörerin nicht relevant sind.

Herr S.: *Also ich nehm die B 22 bis Vaihingen und biege dann im Kreisverkehr links ab. Da ist dann alles wieder da gewesen. Das war faszinierend. Und das war so um also an Weihnachten. Nach dem Unfall, das heißt 2016. Da bin ich abgeholt worden von meiner Frau und meinem Schwager und da hab ich, also 2015 habe ich eine neue Küche eingebaut.*
Therapeutin: *Okay, wir wollten eigentlich über ihren Weg zur Arbeit sprechen, hmm.*
Herr S.: *Und da hab ich ein Wasserrohr eingebaut.*
Therapeutin: *Alles selber eingebaut?*
Herr S.: *Ja, ich hab halt den Raum hergerichtet.*
Therapeutin: *Okay.*
Herr S.: *Und die Küche ist dann geliefert worden, wie ich wieder fertig war. Und da hab ich noch die ganze Küche gewusst, aber nicht mehr, was für einen Dunstabzug wir haben. Und dann hab ich nur einen Dunstabzug gesehen. Und dann ist praktisch der ganze Film abgelaufen, wie ich den Aufhänger vom Monteur gekriegt habt, wie ich im Keller runter gegangen bin, mir aus meinen Multiplexplatten einen Untersetzer rausgesprengt, herausgeschraubt, rausgeschnitten hab und dann praktisch gestrichen oder lackiert mit Wachsbeize und dann gebürschtelt hab und mit dem dann aufgebaut, weil ich hab ja praktisch ein Balkenlager.*

Das Fallbeispiel von Herrn S. verdeutlicht eindrücklich, dass es bereits in Alltagssituationen bei Gesprächen zu vertrauten Themen zu Schwierigkeiten in der Kommunikation kommen kann. Leidet ein Gesprächsteilnehmer an den Folgen einer Kognitiven Kommunikationsstörung, kann er seiner wechselnden Rolle als Sender (beim Produzieren von Informationen) und Empfänger (beim Verstehen von Informationen) nicht mehr gerecht werden. Es fällt ihm zudem schwer, sich in seine Gesprächspartnerin hineinzuversetzen, deren Perspektive zu übernehmen und für das Gespräch wichtiges gemeinsames Wissen (vgl. Abb. 2 im Kapitel

Kommunikation – was ist erforderlich, damit sie gelingen kann) in ausreichendem Umfang einzubeziehen. Missverständnisse oder auch komplette Gesprächsabbrüche sind die Folge.

Es kann dann vorkommen, dass Gesprächsbeiträge nicht zum eigentlichen Thema passen, es zu abrupten Themenwechseln kommt oder auch sehr ausschweifend über ein Thema gesprochen wird. Es werden also Informationen vermittelt, die für das eigentliche Gespräch nicht wichtig sind. Man sagt dann auch: *„Jemand kommt nicht auf den Punkt"* oder *„Er kommt vom Hölzchen aufs Stöckchen"*.

Dieses Symptom der Weitschweifigkeit, das sehr typisch für manche Formen der Kognitiven Kommunikationsstörungen ist, zeigt sich auch im Beispiel von Herrn S. Es hängt mit Schwierigkeiten zusammen, beim Thema des aktuellen Gesprächs zu bleiben und dafür unwichtige Ideen und Erinnerungen unterdrücken zu können. Hingegen können Gesprächsbeiträge aber auch dadurch gekennzeichnet sein, dass relevante Informationen fehlen oder Gesprächsinhalte nur sehr vage, d. h. nicht genau genug erläutert werden.

Das kann daran liegen, dass sich der Betroffene nicht gut in seine Gesprächspartnerin hineinversetzen kann und dadurch vorhandenes, gemeinsames Wissen nicht ausreichend berücksichtigt. Ein weiteres Kennzeichen kann sein, dass den Gesprächsbeiträgen „der rote Faden" fehlt. Die sprachlichen Äußerungen sind demnach nicht gut organisiert und der logische Zusammenhang fehlt, sodass die Gesprächspartnerin nur schwer folgen kann.

Des Weiteren können sozial unangemessene Äußerungen beobachtet werden. Dieses äußert sich z. B. dadurch, dass private oder intime Details entfernten Bekannten oder Kollegen mitgeteilt werden. Es werden also Gesprächsthemen gewählt, die nicht passend für den Gesprächspartner oder auch für die Gesprächssituation sind. So zum Beispiel, wenn bei einem wichtigen beruflichen/geschäftlichen Termin unerwartet von den Verdauungsproblemen des Enkelkindes berichtet wird. Auch das fehlende Beachten von Höflichkeitsregeln, wie beispielsweise das Verwenden von Worten zur Begrüßung („Hallo", „Guten Tag", „Herzlich willkommen") oder zur Verabschiedung („Auf Wiedersehen", „Tschüss", „Machen Sie es gut"), kann ein Symptom Kognitiver Kommunikationsstörungen sein.

So kann es passieren, dass ein Betroffener einfach aufsteht und den Raum verlässt, ohne sein Gehen sprachlich anzukündigen und sich zu verabschieden. Es können sich darüber hinaus Schwierigkeiten beim sogenannten Turn-Taking (d. h. dem abwechselnden Sprechen) im Gespräch zeigen. Ein typisches Symptom Kognitiver Kommunikationsstörungen ist hier z. B., dass der Betroffene seine Gesprächspartner zu oft und zu schnell unterbricht, d. h., er lässt den Gesprächspartner nicht zu Wort kommen oder fällt ihm immer wieder ins Wort.

Menschen mit einer Kognitiven Kommunikationsstörung können häufig nicht angemessen den Kontext und den Anlass einer Kommunikationssituation berücksichtigen. Sie haben beim Berichten von Ereignissen Schwierigkeiten, die jeweils passende Form zu wählen. Dies kann in Gesprächssituationen aber auch beim Schriftwechsel zu Missverständnissen führen.

Beispiel

Die Wahl der passenden Form in der Gesprächssituation

Ein Stromanbieter hat versehentlich zweimal die Summe abgebucht. Um sich darüber zu beschweren, ist es wenig zielführend den Beschwerdebrief oder die E-Mail mit den Worten zu beginnen: „Hey, ihr Nervensägen, was habt ihr da wieder angestellt?“ In einer anderen Situation wäre ein solcher Satz durchaus angemessen, beispielsweise wenn der große Bruder zu seinen kleinen Geschwistern sagt: „Hey, ihr Nervensägen, was habt ihr da wieder angestellt?“, als er sieht, dass sie seine Zimmertüre mit Farbstiften bemalt haben.

Nicht nur das Formulieren eigener Gesprächsbeiträge kann beeinträchtigt sein. Häufig fällt es Betroffenen auch schwer, die wirklich wichtigen Informationen aus einer Äußerung des Gesprächspartners oder der Gesprächspartnerin herauszuhören. So bleiben Betroffene oft an unwichtigen Details hängen und bekommen dadurch für sie wichtige Informationen nicht mit. Sie haben zudem auch Mühe damit, die richtigen Schlussfolgerungen aus den Äußerungen des Gesprächspartners zu ziehen, wodurch es häufig zu Missverständnissen kommt. Diese Problematik zeigt sich auch beim Verstehen nicht wörtlich gemeinter Inhalte. Neben dem bereits erwähnten Verstehen von Redewendungen oder Metaphern ist die Fähigkeit des „zwischen den Zeilen Lesens“ auch bei humorvollen, ironischen oder sarkastischen Äußerungen von Bedeutung.

Nehmen wir beispielsweise den Satz „Heute ist dein Glückstag.“ Um bei einer solchen Äußerung die vom Gesprächspartner beabsichtigte Bedeutung heraushören zu können, muss nicht nur die verbale Äußerung berücksichtigt werden; auch Tonfall, Mimik und Gestik können für das korrekte Verstehen wichtig sein und müssen berücksichtigt werden. Je nachdem, mit welchem Tonfall und welcher Mimik und Gestik der oben genannte Satz gesprochen wird, kann er auch genau das Gegenteil von seiner wörtlichen Bedeutung meinen.

Und eben dieses Einbeziehen von verbalen, nonverbalen und paraverbalen Informationen bei der Interpretation von Äußerungen ist für Menschen mit Kognitiver Kommunikationsstörung schwierig; Emotionen (z. B. ob jemand fröhlich, verärgert, traurig etc. ist) können von ihnen nur schwer aus Mimik und Tonfall herausgelesen und eingeordnet werden.

Die beschriebenen Symptome zeigen sich besonders deutlich in anspruchsvollen Alltagssituationen, wenn beispielsweise mehrere Dinge gleichzeitig erledigt werden müssen (z. B. beim Telefonieren, während man gerade das Mittagessen kocht), wenn es ablenkende Hintergrundgeräusche gibt (z. B. beim Essen im Restaurant) oder wenn Gespräche mit mehreren Personen gleichzeitig geführt werden (z. B. Diskussion mit Freunden in einer Bar oder bei einem beruflichen Termin).

Verstehen und Produzieren von Texten als Herausforderung

Texte sind gehörte oder gelesene Informationen, die meist aus mehreren Sätzen bestehen. Sie können ganz unterschiedlich gestaltet sein und sich in der Länge und der Wortwahl unterscheiden. Sachliche Texte, wie Ausschreibungen von Behörden, Formulare oder Zeugnisse, haben eine eher abstrakte Sprache. Geschichten in Büchern sind mehr unterhaltend. Dabei handelt es sich zwar auch um Texte, die aber mehr durch eine anschauliche Sprache gekennzeichnet sind. Texte sind größere sprachliche Einheiten mit ganz unterschiedlichen Funktionen. Denkt man an eine Bauanleitung für ein Regal oder auch ein Kuchenrezept, dann muss man diesen Text Schritt für Schritt bearbeiten, um an das Ziel zu kommen. Man muss verstehen, dass sich die Sätze und Handlungsschritte aufeinander beziehen. Überspringt man einzelne Abschnitte oder vergisst man wichtige Informationen z. B. zu Mengenangaben, dann kann das ganz fatale Folgen für das Ergebnis haben.

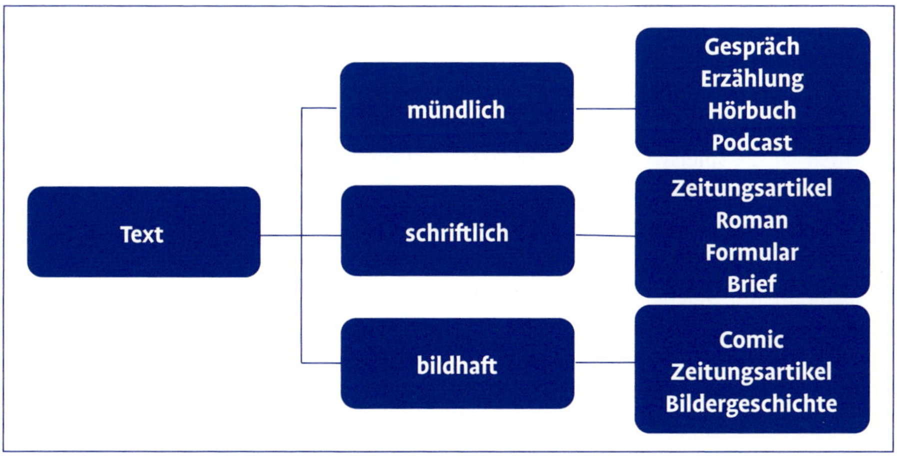

Abb. 8: Was versteht man unter einem Text?

Wer Gedächtnis- oder Konzentrationsstörungen hat, der bearbeitet einen Text vielleicht nur oberflächlich und vergisst dann eine wichtige Zutat beim Kochen/Backen oder überliest Hinweise zu Sicherungsvorkehrungen oder Warnhinweise in einem Beipackzettel eines Medikaments.

Auch bei unterhaltenden Texten, z. B. bei einer Geschichte oder einem Hörspiel, können Probleme auftreten, wenn der Kern der Handlung nicht verstanden wird. Dies ist dann der Fall, wenn sich die Bedeutung eines Textes häufig erst dann erschließt, wenn man die Sätze aufeinander bezieht und kombiniert. Hierfür braucht man auch die Fähigkeit, Schlüsse zu ziehen und „zwischen den Zeilen" zu lesen. Ebenfalls wichtig ist die Fähigkeit, andere Sichtweisen einnehmen zu können, wenn verschiedene Personen in einem Text auftreten.

Menschen mit Kognitiver Kommunikationsstörung können beim Verstehen von Texten folgende Probleme zeigen:

- sehr lange Lesedauer und Hängenbleiben an Textstellen
- sehr schnelles, oberflächliches Lesen, wodurch wichtige Informationen übersehen werden
- gedankliches Abschweifen während des Lesens (z. B. bei Schwierigkeiten, sich zu fokussieren)
- Schwierigkeiten, die Informationen „Schritt für Schritt" zu lesen (z. B. bei Aufmerksamkeitsproblemen)
- Schwierigkeiten, Wichtiges von Unwichtigem zu unterscheiden (z. B. bei Schwierigkeiten im Problemlösen)
- Schwierigkeiten „zwischen den Zeilen zu lesen" (z. B. bei Problemen im Schlussfolgern)
- Schwierigkeiten, verschiedene Sichtweisen von handelnden Personen einzunehmen

Auch beim Produzieren von Texten, das heißt beim Sprechen und Schreiben längerer Inhalte, können Probleme auftreten. Sie zeigen sich in der inhaltlichen Gestaltung, der Planung und Strukturierung von Äußerungen. Darunter fallen:

- Schwierigkeiten, Aussagen und Inhalte logisch anzuordnen (z. B. bei einer Planungsstörung)
- Probleme, beim Thema zu bleiben und dazwischen kommende Gedanken zu unterdrücken (z. B. bei erhöhter Ablenkbarkeit)
- Verlieren in Details und Auslassen wichtiger Informationen (z. B. bei Aufmerksamkeitsstörungen)
- Schwierigkeiten, die richtige Anredeform und den passenden Ausdruck zu wählen

Welche Verfahren werden für die Untersuchung einer Kognitiven Kommunikationsstörung eingesetzt?

Die sprachtherapeutische Untersuchung

In der sprachtherapeutischen Untersuchung wird geprüft, welche Schwierigkeiten beim Verstehen und Produzieren von Sprache vorliegen. Eine wichtige Aufgabe besteht darin, die Bereiche herauszufinden, in denen gut erhaltene Fähigkeiten (Ressourcen) vorhanden sind. Die Folgen einer Kognitiven Kommunikationsstörung können vielfältig sein und sich auf sehr viele Lebensbereiche auswirken. In der Sprachtherapie wird z. B. die Fähigkeit untersucht, Wörter zu finden oder Texte zu verstehen. Es werden nach Möglichkeiten alle „Kanäle" der Kommunikation (Modalitäten) getestet, also das Lesen, Schreiben, Zuhören und Verstehen. Dabei wird neben der Menge an richtigen Lösungen auch geprüft, wie schnell das Lese- oder Bearbeitungstempo ist. So kann die Therapeutin oder der Therapeut herausfinden, ob es eher ein Problem im Zugriff auf Fähigkeiten gibt (z. B. „Lesetempo") oder ob die Fähigkeit selbst betroffen ist („Wörter werden falsch gelesen").

Da sich bei einer Kognitiven Kommunikationsstörung viele Symptome durch Veränderungen im Gesprächsverhalten bemerkbar machen, ist es wichtig, diese Schwierigkeiten mit den kommunikativen Gewohnheiten und Fähigkeiten vor der Erkrankung zu vergleichen. Hierzu werden Gespräche mit dem Betroffenen selbst und den Angehörigen oder nahestehenden Bezugspersonen geführt. Durch die Erfassung aus mehreren Blickwinkeln versucht man ein möglichst genaues Bild von den Veränderungen im Gesprächsverhalten zu bekommen (Anamnese).

Der *La Trobe Communication Questionnaire (LCQ)* ist ein Fragebogen, der Veränderungen in den kommunikativen Fähigkeiten erfasst. Der LCQ besteht aus zwei Versionen: eine Version für Betroffene und eine Version für Angehörige/Bezugspersonen. Es werden hier Fragen gestellt, die sich auf die Qualität der Gesprächsbeiträge beziehen: Z. B.: Kommt es vor, dass Ihr Angehöriger immer wieder über das gleiche Thema redet? Kommt dies im Vergleich zu früher häufiger vor?
Da die Fragen in beiden Versionen identisch sind, kann die Therapeutin bei der Auswertung herausfinden, wo sich Abweichungen ergeben. Welchen Bereich empfindet der Betroffene selbst als beeinträchtigt? Wo sehen die Angehörigen die größten Veränderungen?

Beispiele für solche Fragen, die sich an den Betroffenen richten, sind:

- Benutzen Sie viele vage Wörter oder → **Floskeln** (wie z. B.: Du weißt, was ich meine) anstelle des passenden Begriffs?
- Müssen Sie lange überlegen, bevor Sie dem Gesprächspartner antworten?
- Fällt es Ihnen schwer, den Gesprächspartner anzusehen?

Therapeuten verwenden hierzu Checklisten. Die CCCABI-DE ist eine Checkliste, mit der Fachpersonal Kommunikationsschwierigkeiten nach einer Hirnschädigung identifizieren kann (z. B. in der Anamnese, durch den Arzt beim Gespräch am Krankenbett, in der Sprachtherapie).

Die CCCABI-DE und der LCQ sind frei zum Download verfügbar und können unter folgendem Link abgerufen werden:

CCCABI-DE

https://brainandcommunication.ca/wp-content/uploads/2019/03/CCCABI.German.pdf

La Trobe Communication Questionnaire (LCQ)

https://www.germanistik.uni-muenchen.de/forschung/proj_gl/neuropragmatik/index.html

Die neuropsychologische Untersuchung

Die neuropsychologische Untersuchung beginnt in der Regel mit einem ausführlichen Gespräch zur Krankheitsgeschichte und zu den aktuellen Beschwerden. Dabei wird neben den Einzelheiten zur Erkrankung im engeren Sinn auch die Entwicklung der Persönlichkeit, die Schul- und Berufsausbildung erfragt. Oft ist es auch wichtig zu wissen, wie die Stimmung des Betroffenen ist oder ob gerade besondere Belastungsfaktoren vorliegen (z. B. eine Bedrohung des Arbeitsplatzes), denn auch sie können einen Einfluss auf das Kommunikationsverhalten haben. Nach Möglichkeit werden diese Angaben ergänzt durch die Einschätzung eines Angehörigen, da die Betroffenen sich selbst meist anders wahrnehmen, als dies ein Angehöriger tut. Schon im Gespräch achtet der Neuropsychologe auf bestimmte Aspekte der Kommunikation wie z. B.:

- Kann die Person ihre Krankengeschichte geordnet und mit allen wichtigen Aspekten erzählen, sodass der Untersucher dies nachvollziehen kann?
- Fehlen wichtige Informationen oder verliert sich die Person in Einzelheiten?
- Werden Fragen eher kurz und knapp („einsilbig“) oder gar ausschweifend beantwortet, sodass die Untersucherin kaum zu Wort kommt?

- Treffen die gewählten Begriffe das, was die Person berichten möchte, oder sind sie eher vage und unscharf?
- Falls Veränderungen in der Kommunikation berichtet werden, ist es auch wichtig herauszufinden, ob Betroffene und Angehörige diese Veränderungen ähnlich wahrnehmen oder einem von beiden gar nichts aufgefallen ist.

Im nächsten Schritt erfolgt eine psychologische Testung. Psychologen haben dazu eine Vielzahl von Aufgaben entwickelt, mit denen sie die geistigen Funktionen, wie z. B. die Reaktionsgeschwindigkeit, das Lernen und Behalten einer Wortliste oder geometrischer Muster, sowie die Flexibilität, also die geistige Umstellfähigkeit untersuchen. Manche Aufgaben werden am Computer erhoben, bei anderen nutzen die Untersucher Papier-Bleistift-Aufgaben oder andere Materialien (z. B. Würfel, aus denen etwas gebaut werden soll). Auch die Fähigkeit zur → **Perspektivübernahme** kann mit standardisierten Methoden untersucht werden (vgl. Abb. 9).

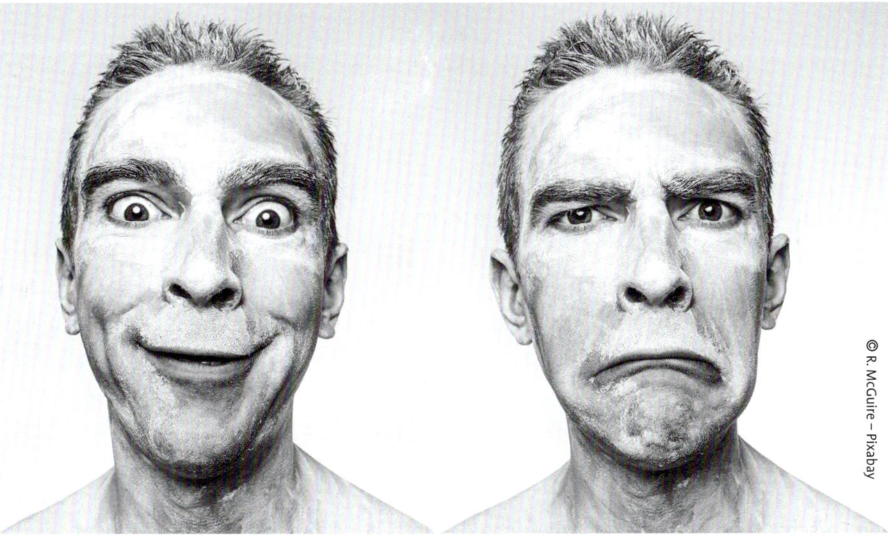

Abb. 9: Das Bild zeigt zwei unterschiedliche Gesichtsausdrücke.
Auf vergleichbare Weise werden bei der Untersuchung der Emotionserkennung Gesichter vorgegeben und das passende Gefühl muss erkannt werden. Aus Gründen des Testschutzes können hier keine Bilder aus den Tests gezeigt werden.

In der Regel wird bei den psychologischen Testungen die Anzahl richtiger Antworten gezählt, manchmal wird dabei auch das Bearbeitungstempo berücksichtigt. Um das Ergebnis inter-

pretieren zu können, wird es mit den Testwerten von gesunden Menschen verschiedener Altersgruppen verglichen. Als Ergebnis bekommt man z. B. einen Prozentrang mitgeteilt. Dieser sagt aus, wie viel Prozent der Bevölkerung besser oder schlechter als die Testleistung der Person abschneiden. Außerdem ist es wichtig, nicht nur den einzelnen Test zu sehen, sondern zu verstehen, wie die verschiedenen geistigen Funktionen zusammenwirken. Hat die Person z. B. Schwierigkeiten, einen Text, den man ihr vorgelesen hat, wiederzugeben, so kann dies eine Reihe von Ursachen haben: Sie konnte sich vielleicht nicht auf den Text konzentrieren und oder hat ihn nicht richtig verstanden. Es kann aber auch daran liegen, dass es ihr schwerfiel, die Informationen frei abzurufen und zu erzählen, während sie Fragen zum Text durchaus beantworten konnte.
Aus den verschiedenen Einzelergebnissen erstellt die Neuropsychologin ihren Befund, den sie anschließend mit dem Betroffenen besprechen und erläutern sollte. Gemeinsam werden auf dieser Basis Ziele für die nächsten therapeutischen Schritte besprochen.

Die Behandlung Kognitiver Kommunikationsstörungen: am besten durch Sprachtherapie und Neuropsychologie gemeinsam

Wie sieht die sprachtherapeutische Behandlung einer Kognitiven Kommunikationsstörung aus?

Die Ausrichtung der Therapie orientiert sich an den Beeinträchtigungen und den persönlichen Bedürfnissen und Wünschen der Betroffenen. Die Verbesserung der Kommunikationsfähigkeit sollte daher immer die jeweiligen Interessen und Fähigkeiten des Betroffenen mit einbeziehen. Deshalb wird jede Therapie individuell geplant und berücksichtigt:

- die vorhandenen kognitiven (geistigen) Fähigkeiten
- die vorhandenen sprachlichen Fähigkeiten
- die Interessen der Betroffenen bei der Auswahl des Therapiematerials („Thematische Gestaltung")
- den jeweiligen Störungsschwerpunkt (Produktion, Verstehen, Lautsprache, Schriftsprache)

Welche Möglichkeiten gibt es, die Wortfindung zu verbessern?

Zeigen sich bei Menschen mit Kognitiven Kommunikationsstörungen Wortfindungsstörungen, dann besteht ein Ziel der Sprachtherapie darin, die Wortfindung zu verbessern. In diesen Fällen werden Übungen durchgeführt, die den Abruf der → **Wortbedeutung** sowie der → **Wortform** erleichtern sollen. Bei Problemen mit der Bedeutung eines Wortes werden die verschiedenen Merkmale, die zu einem Wort passen, besprochen. Welche Merkmale hat eine Schnecke? Sie ist langsam, sie ist schleimig usw. (siehe Abb. 3, S. 12).

Gibt es überwiegend Probleme mit der Wortform, werden die passenden Laute bzw. Buchstaben besprochen. Also beispielsweise mit welchem Buchstaben das Wort beginnt. Da bei der Auswahl des Materials auch immer die Interessen der Betroffenen im Vordergrund stehen, könnten die Übungen für den Patienten in unserem Beispiel das Arbeiten in der Küche sein (siehe S. 38). Es könnte mit Herrn K. beispielsweise erarbeitet werden, welche Lebensmittel er für das Kochen eines bestimmten Gerichts benötigt, welche Gemüsesorten oder welche Lebensmittel mit einem bestimmten Anfangsbuchstaben ihm einfallen (siehe Abb. 10).

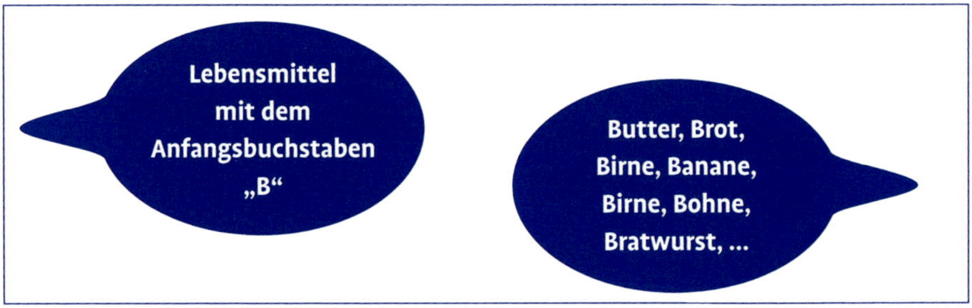

Abb. 10: Beispiel für eine Übung zur Wortflüssigkeit

Für die Arbeit in der Gruppe oder auch als Übungen für zu Hause bieten sich viele Spiele an, die die Wortfindung trainieren, wie z. B. das bekannte Spiel „Stadt, Land, Fluss“. Dieses Spiel kann individuell verändert werden, sodass beispielsweise auch die Begriffe „Obst, Gemüse, Küchenutensilien“ verwendet werden können. Oder Spiele, in denen Begriffe erklärt werden sollen, ohne bestimmte Wörter zu benutzen.
Beispiel: Erklären Sie das Wort „Restaurant“, ohne dabei die Wörter „Lokal“ und „essen“ zu verwenden.

Bereiten den Betroffenen auch übertragene, also nicht wortwörtliche Bedeutungen Schwierigkeiten, werden mehrdeutige Wörter sowie Redewendungen in der Sprachtherapie behandelt.
Beispiel: Erklären Sie, was „nicht das Gelbe vom Ei“ bedeuten kann.

Auch für den Bereich der Mehrdeutigkeiten gibt es altbekannte Spiele, wie das Spiel „Teekesselchen“, in dem mehrdeutige Wörter beschrieben werden.
Beispiel: Das gesuchte Wort ist süß, fruchtig und hat eine Schale. Es kann aber auch leuchten und verbraucht Strom.

Für den Bereich der Wortfindung gibt es in der Sprachtherapie umfangreiche Materialien, die auch für Betroffene mit Kognitiven Kommunikationsstörungen verwendet werden können.

Wie kann die Gesprächsführung trainiert werden?

Die Planung der Therapie erfolgt mit Blick auf die jeweiligen Ziele der betroffenen Person mit Kognitiver Kommunikationsstörung. Im Vordergrund der Therapie stehen demnach Kommunikationssituationen, die für den Betroffenen besonders wichtig sind, also solche Situationen, die im Alltag eine Herausforderung darstellen und besser bewältigt werden sollen. Angestrebtes Ziel ist ein verbesserter Umgang mit den kommunikativen Schwierigkeiten in wichtigen Alltagssituationen (z. B. beim Telefonieren, Treffen mit Freunden, beim Einkaufen etc.). Dazu sollen Strategien erarbeitet werden, die die Kommunikation in den Situationen erleichtern.

Die folgenden Elemente spielen bei der Therapie zur Verbesserung der Kommunikation eine wichtige Rolle:

- Rollenspiele im geschützten Rahmen: Alltagssituationen werden im Schutz des Therapieraums nachgespielt
- Kommunikationstraining mit Angehörigen zur gezielten Erprobung von Strategien für die Bewältigung von Gesprächen im Alltag
- konkrete kommunikative Herausforderungen des Alltags werden in die Therapie einbezogen; im Rollenspiel erprobte Strategien werden im Alltag angewendet

Bezogen auf das Beispiel von Herrn K., dem Koch, wäre dies z. B., Abläufe im Tagesgeschäft unter hohem Zeitdruck kommunizieren zu können (siehe S. 38). Um ein Bewusstsein für gelungene Kommunikation und angemessene Gesprächsstrategien zu vermitteln, ist es daher wichtig, frühzeitig die Angehörigen von Betroffenen mit Kognitiver Kommunikationsstörung in die Therapie einzubeziehen. Der Erfolg einer Sprachtherapie misst sich u. a. daran, dass die erarbeiteten Strategien auch nach Ende der Behandlung weiterhin im Alltag angewandt werden.

Wie gelingt der Transfer in den Alltag?

Der Transfer in den Alltag gelingt, wenn die Inhalte der Therapie in Alltagssituationen erprobt und trainiert werden. Diese sollen für Betroffene möglichst relevant sein. Eine sehr bekannte Therapieform dafür ist die alltagsorientierte Therapie (AOT).

Die alltagsorientierte Therapie (AOT) findet in „echten“ Alltagssituationen statt. Sie kann als Einzeltherapie oder Gruppentherapie erfolgen. Meistens wird sie von unterschiedlichen Berufsgruppen (z. B. Sprachtherapie, Ergotherapie, Neuropsychologie) gemeinsam angeboten. Ziel der Therapie ist die Förderung von Alltagsfähigkeiten in unterschiedlichen Situationen. Die Bereiche, die gefördert werden, sind beispielsweise die Kommunikation, die Motorik, das Problemlösen oder auch die Flexibilität. Die Therapeuten gewinnen durch die Beobachtung des kommunikativen Verhaltens in „echten“ Alltagssituationen gute Eindrücke davon, welche Hindernisse bei den Betroffenen in konkreten Situationen vorliegen und welche kommunikativen Strategien sich gut umsetzen lassen.

Beispiele für den Einsatz kommunikativer Strategien könnten sein:

- Trainieren des Schreibens als *Umwegstrategie* bei Störungen des mündlichen Wortabrufs
- den Gesprächspartner auffordern, langsamer zu sprechen
- Einsatz des Schreibens, um sich Inhalte besser merken zu können (Stichpunktliste, Einkaufszettel)

Die AOT hat eine sehr hohe Aussagekraft in Bezug auf pragmatisch-kommunikative Fähigkeiten von Menschen mit erworbenen Hirnschädigungen. Therapeuten können Therapieeinheiten analysieren und besser beurteilen, wo die Selbstständigkeit im Alltag noch gefördert werden soll. Auch Aussagen über den (erfolgreichen) Einbezug von Therapieinhalten im Alltag sind möglich. Das Training besteht aus drei Teilen:

- Vorbesprechen von persönlichen Zielen
- Umsetzen der Ziele in der Alltagssituation
- Nachbesprechen des Trainings in der Alltagssituation

Im AOT haben die Betroffenen und die Therapeuten jeweils Aufgaben zu erledigen, die zum Gelingen des Trainings beitragen.

Aufgabe des Betroffenen	**Aufgabe der Therapeuten**
Welche Ziele sind für mich am relevantesten?	Wie kann ich die Formulierung von persönlichen Zielen unterstützen?
Welche Ziele kann ich im vorgegebenen Zeitraum der Gruppentherapie umsetzen?	Welche Strategien sind für den Betroffenen geeignet?
Welche Strategien möchte ich im Alltag anwenden und trainieren?	Welche Inhalte lassen sich gut während der Alltagserprobung umsetzen?

Meist wird AOT während eines stationären Aufenthaltes angeboten. Manche Praxen bieten sie auch ambulant als Einzeltraining an.
Das Konzept steht für das Erreichen eines für den Betroffenen relevanten und motivierenden Therapieziels. Die Ziele sollen in konkreten Situationen umgesetzt werden und die dafür notwendigen Teilschritte für den Betroffenen verständlich formuliert werden.
Die AOT kann langfristig dazu verhelfen, dass Betroffene sich selbst besser einschätzen können und lernen, die passenden Strategien im Alltag einzusetzen. Dazu gehört es auch, Überforderungen in kommunikativen Situationen zu vermeiden.

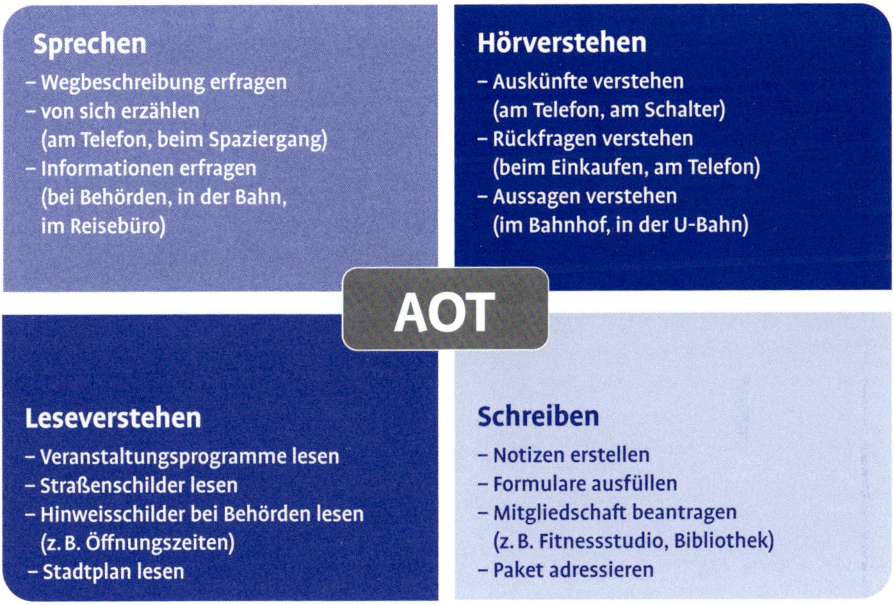

Abb. 11: Beispiele für Inhalte im AOT-Training

Wie kann das Verstehen von Texten verbessert werden?

Bei Menschen mit Kognitiven Kommunikationsstörungen bedeutet die Planung und Organisation von größeren sprachlichen Einheiten eine Herausforderung. Daher wird häufig mit Texten gearbeitet. Die Übungen beinhalten das Verstehen und Produzieren von unterschiedlichen Textsorten. Das können Übungen sein zum Verstehen von gelesenen Zeitungsartikeln oder gehörten Nachrichten. Es können aber auch Übungen sein, die das Produzieren von Texten betreffen. Dazu gehört z. B. das Verfassen von Briefen zu unterschiedlichen Anlässen oder das Bearbeiten von Formularen.

Den Betroffenen werden hierbei Strategien vermittelt, wie sie Texte besser strukturieren und besser beim Thema bleiben können. Solche Strategien beinhalten das Zusammenfassen von Textabschnitten zu Schlagwörtern oder Stichpunkten und verhelfen dazu, sich das Thema eines Textes leichter zu erschließen.

Ein zentraler Inhalt in der Texttherapie ist die Fähigkeit, relevante Informationen von unwichtigen unterscheiden zu können. Damit die Übungen auch bedeutsam für die Betroffenen sind, werden Themen ausgewählt, die wichtig für den persönlichen Alltag sind.

Beispiel

Was hat Kochen mit Lesen zu tun?
Ein anschauliches Beispiel aus der Texttherapie

Herr K. arbeitete vor seinem Unfall, bei dem er ein Schädel-Hirn-Trauma erlitt, in einer großen Kantine als Küchenchef. Der Unfall liegt bereits 6 Monate zurück und Herr K. ist zur Rehabilitation in einer Tagesklinik.
In der Gesprächsführung fallen nur noch wenige Wortfindungsstörungen auf, er kann sich schon wieder gut ausdrücken. Größere Schwierigkeiten bereiten ihm geschriebene Texte. Zu Hause kann er den Alltag mit wenig Unterstützung der Partnerin gut bewältigen. Trotzdem passiert es ihm, dass er wichtige Handlungsschritte beim Zubereiten der Speisen vergisst oder in der Reihenfolge vertauscht. Dies hängt auch damit zusammen, dass er besonders bei neuen Rezepten die Auflistung der Zutaten nur oberflächlich überfliegt und beim Abspeichern („Merken") der gelesenen Inhalte Schwierigkeiten hat. Zusammen mit der Therapeutin beschließt Herr K., die Textsorte „Rezepte" in den Vordergrund der Therapie zu stellen. Ihm werden im Folgenden Strategien zum besseren Verstehen und zum schrittweisen Erarbeiten von Inhalten vermittelt. Herr K. liest nun das Rezept mehrmals und klärt mit der Therapeutin Passagen, die er nicht ganz verstanden hat. Dann fertigt er eine eigene Abschrift des Rezeptes an und nutzt dabei verschiedene Farben, um die Zutaten und die wichtigsten Handlungsschritte hervorzuheben. Zusätzlich arbeitet er mit kleinen Zeichnungen, → **Symbolen** und Pfeilen, um sich die Handlungsschritte besser vorstellen zu können. Auf Grundlage dieses eigens erarbeiteten Dokuments versucht er das Rezept mündlich wiederzugeben. Die Therapeutin unterstützt den Prozess der Textwiedergabe, indem sie Verständnisfragen stellt und ihn mit gezielten Nachfragen auf inhaltliche Lücken aufmerksam macht. Ein wichtiger Schritt hierbei ist, dass Herr K. lernt, sich selbst zu korrigieren. Danach wird das Ergebnis der mündlichen Übung reflektiert und Herr K. versucht im Anschluss das Rezept aus dem Gedächtnis niederzuschreiben.

Das Erarbeiten dieser Strategien zum besseren Textverstehen benötigt ausreichend viele Übungseinheiten, um das Erreichte zu verfestigen. Daher wird Herr K. auch zum eigenständigen Üben angeleitet. Herr K. nimmt auch an einer Gruppentherapie teil, die von der Ergotherapie, der Neuropsychologie und der Sprachtherapie gemeinsam angeboten wird. In dieser Gruppentherapie werden Aktivitäten des täglichen Lebens trainiert. Das Thema „Kochen" steht auch auf dem Plan. Herr K. kann die Übungen aus der Einzeltherapie gut in der Gruppentherapie zum Einsatz bringen und so die erreichten Fortschritte stabilisieren und auf neue Situationen übertragen („Generalisieren und Transfer von Therapieinhalten").

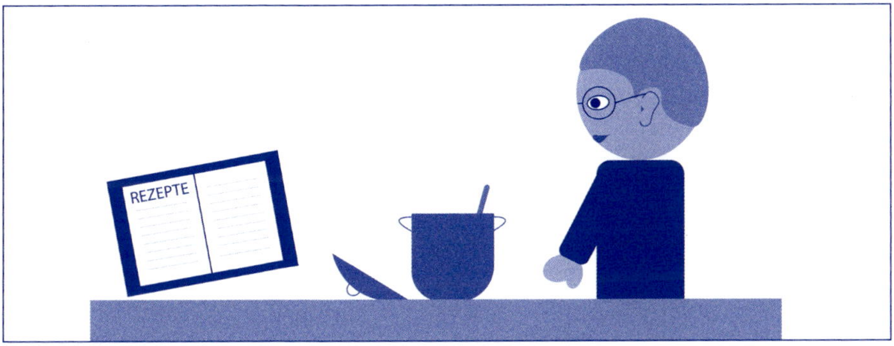

Abb. 12: Kochen kann alltagsorientierte Texttherapie sein!

Die Übungen in der Einzel- und Gruppentherapie unterstützen Herrn K., dass er nach einigen Monaten Therapie in der Tagesklinik die Arbeit als Koch in Teilzeit wieder aufnehmen kann.

Wie sieht die neuropsychologische Behandlung einer Kognitiven Kommunikationsstörung aus?

In der neuropsychologischen Therapie stehen häufig zunächst geistige Basisleistungen im Vordergrund. So kann etwa die Aufmerksamkeit mit computergestützten Konzentrationsaufgaben verbessert werden. Die Gedächtnisleistung wird mit Übungsaufgaben verbessert, bei denen der Betroffene lernt, Informationen anders zu verarbeiten, ihnen mehr Aufmerksamkeit zu schenken, sich intensiver damit auseinanderzusetzen. Im Folgenden sollen einige therapeutische Ansätze beschrieben werden, mit denen spezifisch das Kommunikationsverhalten beeinflusst wird.

- **Situationsanalyse.** Um besser zu verstehen, in welchen Situationen das auffällige Kommunikationsverhalten auftritt, ist es gut, dieses möglichst genau zu beobachten. Dazu können die Betroffenen und Therapeuten, ggf. auch die Angehörigen vereinbaren, auf welches Verhalten sie achten wollen (z. B. in der Gruppensitzung: Wie häufig unterbricht der Betroffene andere, die gerade sprechen), und dieses spezifische Verhalten beobachten. Oft können schon auf Basis dieser Beobachtung erste Strategien zur Veränderung des Verhaltens abgeleitet werden. So könnte es sein, dass eine Patientin unterbricht, weil sie gerade einen Gedanken hat, den sie gern beitragen möchte, aber Sorge hat, dass sie diesen Gedanken vergisst, wenn sie ihn nicht gleich äußert. In diesem Fall könnte die Patientin üben, sich ein Stichwort zu notieren, sodass sie ihren Gedanken in Ruhe äußern kann, wenn der andere zu Ende gesprochen hat.

- **Feedback zur Verbesserung der Selbstwahrnehmung.** Häufig merken die Betroffenen selbst kaum, wenn sie z. B. zu viel reden. Manchmal bekommen sie dies von Angehörigen oder Freunden zurückgemeldet, können es aber im Gespräch trotzdem nur schwer steuern. Zudem gibt es auch im gesunden Kommunikationsverhalten große Unterschiede zwischen Menschen, die viel oder wenig reden. Daher ist es oft wichtig, dass die Betroffenen zunächst eine Wahrnehmung dafür entwickeln, ob sie ihr Gegenüber gerade erreichen oder an ihm vorbeireden. Dies gelingt gut, wenn man von einer Gesprächssituation eine Videoaufnahme erstellt und sie anschließend mit dem Betroffenen auswertet. Dabei kann einerseits der Gesprächsfluss im Nachhinein nachvollzogen werden (war ich noch beim Thema?), andererseits können Betroffene Signale lernen, anhand derer sie ablesen können, wenn der Gesprächspartner nicht mehr richtig zuhört (z. B. die Gesprächspartnerin setzt an, etwas zu sagen, kommt aber nicht zu Wort. Sie schweift mit dem Blick ab, als Zeichen, dass sie nicht mehr richtig zuhört o. Ä.). Eine andere therapeutische Methode besteht darin, ein Zeichen zu vereinbaren, mit dem die Therapeutin signalisiert, wenn der Betroffene z. B. vom Thema abkommt. Wenn das gut gelingt und der Betroffenen damit einverstanden ist, könnte ein solches Zeichen z. B. in die Kommunikation mit den Angehörigen übernommen werden, damit es noch besser in der Alltagskommunikation ankommt.
- **Aufbau sozialer Fähigkeiten.** Manchmal ist es wichtig, mit den Betroffenen → **soziale Regeln** zu klären, z. B. wann ist es sozial angemessen, fremde Menschen anzusprechen, wann duze oder sieze ich den anderen, welche Themen sind passend für die Kommunikation mit fremden oder vertrauten Menschen etc. Konnten Therapeutin und Betroffener sich auf bestimmte soziale Regeln einigen, kann auch hier vereinbart werden, auf welches Verhalten der Mensch mit Kommunikationsstörung zukünftig im (Klinik)Alltag besonders achten möchte.

Beispiel

Mit einem Patienten, der stets in der S-Bahn die Mitfahrenden ansprach und ihnen gleich die Geschichte seines schweren Unfalls erzählte, haben wir z. B. vereinbart, dass er immer mindestens eine Haltestelle wartet, bis er jemanden anspricht. Im Verlauf lernte er, länger zu warten (2 Haltestellen, 3 Haltestellen) etc. Es kostete unseren Patienten sehr viel Kraft, sich zu beherrschen und die fremden Personen nicht anzusprechen. Daher haben wir sehr genau analysiert, welche Effekte davon für ihn positiv und negativ sind, fremden Menschen sein Schicksal zu erzählen. Positiv war für ihn, dass er damit oft sehr ernsthafte und persönliche Gespräche erlebte, weil die

Menschen Anteil nahmen und teilweise auch eigene Erfahrungen erzählten. Negativ war, dass er den Eindruck hatte, von anderen nicht für voll genommen zu werden, weil man eben nicht gleich so etwas Persönliches erzählt. Vor allem fand seine Lebenspartnerin es sehr peinlich, wenn er mit fremden Leuten sprach. So trafen wir die Vereinbarung, dass er die Mitfahrenden in der S-Bahn stets zunächst fragte, ob es ihnen recht wäre, sich zu unterhalten, und nur dann mit ihnen sprach, wenn sie zustimmten. Außerdem verzichtete er auf das Gespräch mit Fremden, wenn er gemeinsam mit seiner Partnerin unterwegs war. Das Beispiel zeigt, dass gerade im Umgang mit sozialen Situationen oft sehr individuelle Lösungen erarbeitet werden müssen.

Wann hilft Einzeltherapie und wann das Training in der Gruppe?

Gruppentherapeutische Angebote sind ein wichtiger Bestandteil der Rehabilitation von Kognitiven Kommunikationsstörungen. Sie können sowohl in der Anfangsphase einer Erkrankung als auch in der chronischen Phase eine geeignete Behandlungsform sein. Gruppentherapien haben den Vorteil, dass durch einen routinierten Ablauf das Trainieren von kommunikativen Fähigkeiten erleichtert wird. Das Wiederholen von festen Bestandteilen in einer Gruppentherapie (z. B. die Begrüßungsrunde, Pro-Kontra-Diskussionen, Resümee zum Schluss) trägt zum besseren Erwerb von kommunikativen Fähigkeiten bei. Durch den strukturierten Rahmen von regelmäßig stattfindenden Gruppentherapien können sehr gut die Gesprächsführung und die Argumentationsfähigkeit trainiert werden. Manchen Betroffenen fällt es in der Gruppe auch leichter, Tipps und Feedback von anderen Betroffenen anzunehmen (z. B. *Die anderen ausreden lassen/das richtige Sprechtempo wählen*) und die Rolle als Zuhörende einzunehmen. Auch kann die Gruppe entlasten, wenn die Betroffenen erleben, dass andere ähnliche Auswirkungen ihrer Erkrankung erfahren haben. Sind Betroffene in ihrer Selbstwahrnehmung stark eingeschränkt, dann kann es für sie manchmal geeigneter sein, Übungen zunächst in der Einzeltherapie zu beginnen und vorzubesprechen, bevor zum Üben in der Gruppe übergegangen wird. In der ambulanten Therapie ist es nicht immer einfach, Gruppenangebote wahrzunehmen, im stationären Setting können Therapeutinnen eher solche Therapieformen anbieten.

Was können Sie als Betroffene und Angehörige tun?

Was kann ich als Betroffener tun?

Niemand hört gern, dass sein Verhalten sozial unangemessen ist oder dass er zu viel oder zu wenig redet. Gleichzeitig ist ein gutes Feingefühl im sozialen Miteinander sehr wichtig, da es sonst leicht zu Missverständnissen kommt. Da es nach einer Verletzung des Gehirns häufig schwer ist, zu erkennen, wie das eigene Verhalten auf andere wirkt, **suchen Sie als Betroffener aktiv nach Rückmeldung** z. B. in der Familie oder im Freundeskreis. Und wenn Sie wissen, was Ihre Schwierigkeiten sind, z. B., dass Sie manchmal vom Thema abweichen, **so bitten Sie Ihre Gesprächspartner um ein Signal.** Sie könnten z. B. sagen: „Es passiert mir schnell, dass meine Gedanken umherwandern, und dann komme ich von einem Thema zum nächsten, ohne es zu merken. Bitte gib mir Bescheid, wenn Dir das auffällt". Oft ist es gut, wenn Sie mit Ihren Schwierigkeiten offen umgehen, Rückmeldung von anderen als Hilfestellung und nicht als Kritik auffassen und versuchen, um Verständnis zu werben.

Wie kann ich als Angehöriger mit einer Kognitiven Kommunikationsstörung umgehen? Wie erkenne ich Ressourcen und Stärken meines Angehörigen?

- Wenn sich das Verhalten nach einer Hirnschädigung ändert, ist es für die Angehörigen oft schwer nachzuvollziehen. Warum interessiert sich mein Partner überhaupt nicht mehr für mich? Warum reagiert er so schnell gereizt? Und warum benimmt er sich so nur zu Hause, bei anderen reagiert er „ganz normal". Versuchen Sie, **Ihre Fragen mit den behandelnden Ärztinnen und Therapeuten zu besprechen.** Oft fällt es leichter, die Veränderungen des Partners nicht persönlich zu nehmen, wenn Sie besser verstehen, wie diese mit der Hirnschädigung zusammenhängen.
- Versuchen Sie Ihrem betroffenen Angehörigen **Ihre Rückmeldungen in ruhigem Ton zu geben.** Beschreiben Sie das Verhalten **möglichst konkret** (Heute Abend hast Du mich dreimal unterbrochen, als ich etwas sagen wollte, bitte lass mich ausreden). Vermeiden Sie Verallgemeinerungen wie z. B: „*Immer* tust Du ..." oder „Du hast *schon wieder* ...", beziehen Sie sich stattdessen auf eine konkrete Situation.
- Wenn Sie ein konkretes Verhalten eingrenzen können, das für Sie besonders störend ist, versuchen Sie es Ihrem Partner zu erklären. **Vereinbaren Sie ein neutrales Signal,**

mit dem Sie ihm anzeigen, dass das Verhalten auftritt. Das Signal sollte vor allem in der Öffentlichkeit so diskret sein, dass es nur Sie beide aufmerksam macht und Sie Ihren Partner schützen. Das kann z. B eine Zahl sein. Etwa, wenn Sie merken, dass Ihr Partner den anderen unterbricht, sagen Sie nur kurz „13".

- Versuchen Sie, das Verhalten des Betroffenen **im Rahmen seiner Krankheit einzuordnen und nicht persönlich zu nehmen.** Häufig kann er sein Verhalten kaum besser steuern. Das Verhalten ist nicht bewusst gegen Sie gerichtet, auch wenn es sich manchmal so anfühlt.
- Machen Sie sich klar, dass es Ihrem Partner schwerfällt, zu erkennen, wie es Ihnen geht. Er kann sich nur noch schwer in Ihre Situation hineinversetzen oder an Ihrem Gesicht ablesen, wie das, was er gerade sagt oder tut, auf Sie wirkt. **Sprechen Sie Ihren Partner direkt an und sagen Sie möglichst klar, was Sie sich wünschen.** Auch wenn Sie sich wünschen, „er muss doch merken, dass ich müde bin": Gerade dieses Erkennen, wie es dem anderen geht, fällt Ihrem Partner jetzt besonders schwer. Versuchen Sie, das nicht persönlich zu nehmen. Oft kann er es einfach nicht besser.
- Sorgen Sie für **Erholung und Gelassenheit auch für sich selbst.** Häufig sind Angehörige durch die schwere Erkrankung sehr belastet und sind mit den Gedanken nur noch beim Partner. Gleichzeitig müssen Sie vielleicht noch die Kinder versorgen, sich um das Familieneinkommen kümmern, da Ihr Partner nicht mehr arbeiten kann, und viele Aufgaben übernehmen, die früher Ihr Partner gemacht hat. Da kommt man schnell an seine Grenzen. Achten Sie gut auf sich und **versuchen Sie ganz bewusst, schöne gemeinsame Erlebnisse mit Ihrem Partner zu gestalten.** Tipps, wie Angehörige lernen können, den fordernden Pflegealltag besser zu bewältigen, finden Sie auf den Internetseiten verschiedener Krankenkassen (siehe nützliche Adressen im Anhang).

Infomaterial und nützliche Adressen

Weitere Informationen für Betroffene und Angehörige

Neuropsychologisches Therapie Centrum
Ruhr-Universität Bochum
Neuropsychologischer Ratgeber für Betroffene und Angehörige:
- https://www.ratgeber-neuropsychologie.de

Neuropsychologischer Ratgeber für Kinder:
Die häufigsten Erkrankungen des Gehirns kindgerecht erklärt
- https://www.dein-gehirn.com

Datenbank für Selbsthilfe und Rehabilitation neuroINDEX
- https://neuro-index.de

Gesellschaft für Neuropsychologie e. V.
- https://www.gnp.de/fuer-patienten-betroffene

Deutscher Bundesverband für akademische Sprachtherapie und Logopädie
- https://www.dbs-ev.de/betroffene-und-angehoerige

Online-Selbsthilfeprogramme für pflegende Angehörige finden Sie bei verschiedenen Krankenkassen. Hier lernen Sie, den seelisch belastenden Pflegealltag besser zu bewältigen und sich vor Überlastung zu schützen, z. B.:
- https://pflege.aok.de
- https://www.tkpflegecoach.de/

Informationen zu neurologischen und psychiatrischen Erkrankungen

Schädelhirntrauma:
ZNS – Hannelore Kohl Stiftung für Unfallverletzte mit Schäden des Zentralen Nervensystems
- https://www.hannelore-kohl-stiftung.de

SelbstHilfeVerband – FORUM GEHIRN e. V.
- https://www.shvfg.de

Schlaganfall:
Stiftung Deutsche Schlaganfall-Hilfe
- https://www.schlaganfall-hilfe.de

Hirntumore:
Informations- und Kontaktstelle für Hirntumor-Selbsthilfeaktivitäten (IKOS)
- https://www.hirntumorhilfe.de/service/selbsthilfekontakt

Multiple Sklerose:
Deutsche Multiple Sklerose Gesellschaft, Bundesverband e. V.
- https://www.dmsg.de

Demenzen:
Deutsche Alzheimer Gesellschaft e. V., Selbsthilfe Demenz
- https://www.deutsche-alzheimer.de

Psychiatrische Erkrankungen:
Neurologen und Psychiater im Netz
- https://www.neurologen-und-psychiater-im-netz.org

Bundesverband der Angehörigen psychisch erkrankter Menschen e. V.
- https://www.bapk.de

Weiterführende Literatur und Arbeitsmaterialien für Therapeuten

Büttner, J. & Glindemann, R. (2019). Kognitive Kommunikationsstörungen. In: A. Thöne-Otto et al. (Hrsg). Fortschritte der Neuropsychologie. Bd. 19 Göttingen: Hogrefe.

Schellhorn, A., Bogdahn, B. & Pössl, J. (2008). Soziales Kompetenztraining für Patienten mit erworbener Hirnschädigung. Ein Therapiemanual für die neurologische Rehabilitation EKN, Materialien für die Rehabilitation. Bd. 14. Dortmund: Borgmann / Verlag modernes lernen.

Thöne-Otto, A., Schellhorn, A. & Wenz, C. (2018). Persönlichkeits- und Verhaltensstörungen nach Hirnschädigung. In: A. Thöne-Otto et al. (Hrsg.). Fortschritte der Neuropsychologie. Bd. 18. Göttingen: Hogrefe.

Kognitive Kommunikationsstörungen: Interview mit Dipl. Psych. Dr. rer. nat. Thomas Guthke. Sprache Stimme Gehör 2017; 41(04): 212.

Kognitive Kommunikationsstörungen aus neuropsychologischer Perspektive: Interview mit Dipl.-Psychologin Dr. Angelika Thöne-Otto. Sprache Stimme Gehör 2020; 44(02): 99-100.

La Trobe Communication Questionnaire (LCQ): Fragebogen, der es ermöglicht, die Selbsteinschätzung des Betroffenen und die Fremdeinschätzung durch den Angehörigen zu vergleichen. https://www.germanistik.uni-muenchen.de/forschung/proj_gl/neuropragmatik/index.html

Checkliste CCCABI-DE: Orientierung zu einer ersten Beschreibung von Symptomen für medizinisches Personal, Sprachtherapeutinnen, aber auch für Betroffene und Angehörige https://brainandcommunication.ca/wp-content/uploads/2019/03/CCCABI.German.pdf

Glossar

Arbeitsgedächtnis/Arbeitsspeicher Das Arbeitsgedächtnis speichert aufgenommene Informationen kurzfristig, um sie mit Inhalten des Langzeitgedächtnisses zu vergleichen und/oder zu kombinieren. Man kann es sich wie den Arbeitsspeicher eines Computers vorstellen. Es erlaubt uns, Informationen, die wir kurzfristig aufgenommen haben, weiter zu bearbeiten, z. B. eine Rechenaufgabe im Kopf zu lösen.

Dialog Das Gespräch zwischen zwei oder mehreren Personen.

Dialogfähigkeit Die Fähigkeit, mit anderen Personen in einem Gespräch soziale Beziehungen aufzubauen, Sachverhalte verständlich und thematisch passend zu kommunizieren. Dazu gehört auch, die Rolle des Zuhörers einnehmen zu können.

Diffuse Verletzungen des Gehirns Verletzungen, die nicht nur an einer Stelle (lokal) sind, sondern mehrere Regionen des Gehirns gleichzeitig betreffen können.

Exekutivfunktionen Der Begriff wird in der Regel mit „Steuerungsfunktion" übersetzt. Es ist ein Oberbegriff für eine Reihe verschiedener geistiger (kognitiver) Fähigkeiten, die vor allem zum Strukturieren, Planen und Kontrollieren von Handlungen notwendig sind und uns erlauben, flexibel und zielgerichtet auf Veränderungen der Situation zu reagieren.

Floskeln Formelhafte Äußerungen und oft wenig aussagende Redewendungen (z. B. „Kann man nichts machen", „Alles klar"). Floskeln werden oft im Gespräch verwendet, um Pausen zu füllen, oder für Small Talk.

Funktionswörter Wörter, die hauptsächlich grammatische Funktionen haben (z. B. die Artikel der, die, das).

Impulskontrolle Die Fähigkeit, Handlungen zu planen und ihre Konsequenzen abzuschätzen. Die Fähigkeit, unter Berücksichtigung der längerfristigen Konsequenzen die kurzfristige Neigung, etwas zu tun, zu kontrollieren.

Informationsverarbeitung Bezeichnung für geistige Prozesse, um verschiedene Arten von Informationen zu verarbeiten. Dazu gehören z. B. die Aufnahme, Speicherung und das Abrufen von dem, was wir gehört oder gesehen haben.

Kognition ein Fachbegriff für geistige Fähigkeiten → **Infobox**.

Kommunikation → **Infobox**.

Langzeitgedächtnis Die Fähigkeit unseres Gehirns, Erlebnisse, Wissen, Erfahrungen längerfristig im Gedächtnis zu speichern. Die Kapazität des Langzeitgedächtnisses ist unbegrenzt und auch viele Jahre nach einem Erlebnis können wir uns oft noch daran erinnern.

Mentales Lexikon siehe Wortgedächtnis/Mentales Lexikon

Neuronales Netzwerk Verknüpfung von Nervenzellen zu einem Verbund, der eine bestimmte Aufgabe hat.

Perspektivübernahme Die Fähigkeit, die Gedanken und Absichten einer anderen Person nachzuvollziehen. Sich in die Gedankenwelt eines anderen Menschen hineinversetzen zu können (d.h. seine Perspektive zu übernehmen), ist wichtige Voraussetzung erfolgreicher sozialer Interaktion.

Pragmatik Verstehen und Verwenden von Sprache, so wie sie in konkreten Situationen gemeint ist. Umfasst auch den Gebrauch und das Verstehen von nicht wörtlich gemeinten Äußerungen oder angedeuteten Inhalten (z.B. „Es zieht" für „Schließ das Fenster" oder „Fleißige Biene" für „einen sehr arbeitsamen Menschen").

Pragmatische Fähigkeiten Die Fähigkeit, in konkreten Kommunikationssituationen angemessen zu handeln (→ siehe auch „Pragmatik").

Psychosoziale Auswirkungen Auswirkungen auf das Befinden einer Person (z.B. ihre Gefühle, ihre Stimmung) und auf ihre Teilhabe am sozialen Miteinander, z.B. auf ihre Rolle in der Familie, im Freundeskreis, in der Nachbarschaft oder auch auf die berufliche Situation.

Soziale Regeln Regeln, die das gemeinsame Miteinander betreffen, z.B. Begrüßungsformen, die Höflichkeit ausdrücken oder das Beachten von angemessener Distanz und Nähe.

Sprecherwechsel Der Wechsel von Gesprächsbeiträgen verschiedener Gesprächspartner, z.B. auf eine Frage von Sprecher „A" folgt eine Antwort von Sprecher „B".

Symbole Zeichen, die Bedeutungen ausdrücken (z.B. 00 für „Toilette", ein rotes Dreieck für „Stopp!").

Umstellfähigkeit Die Fähigkeit, sich auf wechselnde Anforderungen einzustellen und schnell und flexibel zu reagieren.

Verschachtelte Sätze Sätze, die viele Nebensätze enthalten.

Wortbedeutung Die Bedeutung eines Ausdrucks in Abhängigkeit von der Umgebung (Kontext), in der es geäußert wird, z.B. „Schau da ist eine Bank" (um Geld abzuheben oder um sich hinzusetzen).

Wortform Die lautsprachliche Erscheinung von Wörtern mit den grammatikalischen Informationen, z.B. Einzahl „Bank" oder Mehrzahl „die Bänke".

Wortgedächtnis/Mentales Lexikon Bezeichnung dafür, wie wir Bedeutungen abspeichern und erinnern. Dafür werden auch Begriffe wie „inneres Lexikon" oder auch das „Lexikon im Kopf" verwendet.